イラストでわかる

元気になる看護管理

誰でもできる みんなが変わる

角田直枝＝著

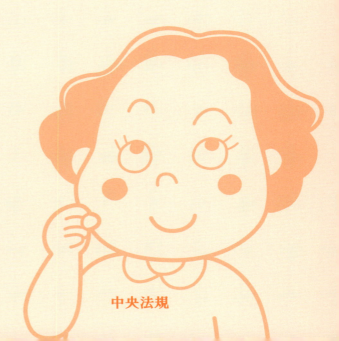

中央法規

はじめに

　看護管理者はみな困っています。筆者は，自分の職場で，何かに困っている師長と日々接しています。もちろん，自分自身も迷ったり悩んだりすることがたくさんあります。そして，筆者が認定看護管理者教育課程セカンドレベル・サードレベルで講義をするときも，数多くの看護管理者が困り事を抱え，仕事への負担感をもち，自分の職位・立場をつらく感じていることが伝わってきます。

　筆者は看護管理者が困っていることを聞いていくうちに，似たような場面が繰り返し出てくることに気づきました。また，認定看護管理者教育課程ファーストレベルでも学んでいるはずの知識を，思い出して使う人が少ないことにも気づきました。筆者は，看護大学等における看護管理の講義の際，学生用の教科書を使います。初めて学生用の教科書を読んだとき，そこには，筆者も日々活用し，認定看護管理者教育課程でも教えている知識や理論が，わかりやすく解説されていることに感心しました。ただ，それを知ったとき，こんな疑問が浮かびました。

「学生の教科書に書かれている基本的な知識・理論を，日常業務で使えるようにならないだろうか？　そうしたら，もっと看護管理は成果を生み，看護管理を楽しく思えるようになるのではないだろうか？」

　今は，看護管理者が活躍を期待されている時代です。地域包括ケアシステムの構築においては，地域における多職種連携の鍵となるのが看護の連携，つまり看護管理者のつながりだといわれています。それから，認定看護師や特定行為研修修了者の役割発揮が，医療の世界のみならず社会からも認識されてきて，これを育てるのは看護管理者です。そして，高齢になっても働き続けるモデルとしての看護管理者，子育てと仕事の両立をし，後輩のそれを支える上司のモデルとしても，看護管理者は注目されているといえます。さらには，疾病や障害をもつ部下に対して就労支援をする上司としても，他の業界の管理職のモデルになれると考えます。

　そこで筆者は，看護管理者がもっと元気になるようにと思い，本書をつくりました。看護管理を学ぶための書籍はいくつもあります。研修会やセミナーも多数開催されています。しかし，それでも看護管理者たちが困っていて，

仕事に負担感をもち続けるのはなぜでしょう？　それはきっと，何かをすべき，しなければならないというように教えられることが多いからなのではないでしょうか？　もちろん，やるべきことを，読み，聞くのは大切なことです。しかし，学ぶ機会があってもそれでも悩む管理者には，知識や理論をどう使うかという実践的な書籍が必要なのではないかと考えました。

　看護管理者はよく勉強をしていますし，たくさんの経験をしてきています。これまでにもいろいろな問題を解決してきたはずです。そのなかで，これまで勉強した知識，なかでも，看護学生の教科書にも取り上げられているような基本的な知識を，もう一度確認しながら，困った場面に向き合い振り返る学びのスタイルが必要です。そうすれば，自分でもっと根拠をもって解決ができるようになるでしょう。それは自分が成長した実感となり，達成感や充実感につながると思います。まさに，これが自己実現のモデルではないでしょうか？　そうです！　体験と知識で蓄積したことをちょっと整理すれば，看護管理者は生き生きと働く上司に成長できるのです。

　筆者は，看護の幸せを管理者が創れるようになることを期待しています。看護管理者は部下の看護師たちから見れば，頼りになる存在です。看護師を続けていくときの目標として看護管理者がそこにいて，自分の成長を見守り，支えてもらえる安心感があれば，後輩は難しい課題にも挑戦していきます。このように，後輩や部下が成長していく姿は，看護管理者にとって何にも変えがたい喜びだと思います。

　看護管理者が自分の立場にやりがいや充実感，そして喜びをもって働けば，それは部下の成長も促します。看護師が少しずつでもよい看護ができるように変わっていけば，看護管理者もまた1つ幸せと感じる瞬間が増えます。看護管理者とはこのような仕事です。

　さて，ここで看護という仕事そのものを考えると，看護は医療と生活のバランスにかかわり，その人の幸せを探していく仕事です。高齢者や慢性疾患を抱える人が増えていく社会で，患者さんの幸せを支える看護師の役割は重要です。看護管理者が部下の幸せを創り，自分自身も幸せになり，そして看護でたくさんの人々の幸せを支えられるように本書が役立てば，とても嬉しいです。

2017年9月

角田直枝

本書の使い方

　本書は，第1章に看護管理者が悩む12の場面を取り上げ，第2章には看護管理に必要な16の知識とその活用法を解説しました。そして第3章では，看護管理のコツを，イラストを使って紹介しています。

　まず，目次全体を見てください。看護管理者で，今，困っていることがある人は，第1章に自分の困っていることと同じことが書いてあるか探してみてください。もし，それがあれば，そのページから困り事を解決するヒントを得ることができるでしょう。もし，第1章に自分の困り事と同じものがないという人は，第2章の項目を眺めてください。ここに自分の困り事に関連する事柄を発見できるかもしれません。もし，ここにもヒントになることを発見できない人は，思い切って第3章を開いてみてください。ここには日々の看護管理のコツが書かれています。

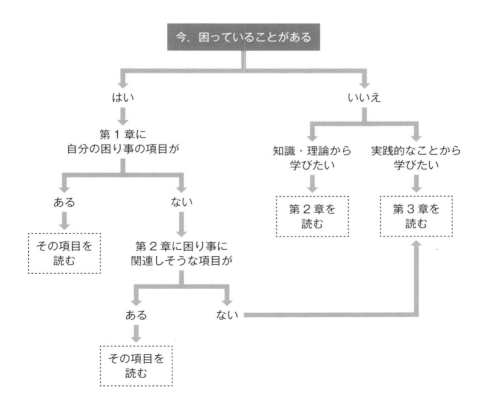

さて，看護管理を学びたいと思っているけれど，今，「具体的にこれについて困っている」という事柄がないという人であれば，第2章か第3章から読むことをお勧めします。ご自分が知識や理論から学びたいと考えるならば第2章から，実践的なコツから学びたいという人は第3章から読んでいただくとよいと思います。

　その他，コラムとしてところどころに，管理者として仕事をするときに役立つビジネススキルを紹介しました。看護管理を学ぶというより，看護と少し離れて仕事を円滑に進めるスキルを知りたいという人は，まずコラムを拾い読みしていくのもよいと思います。

　いやいや，看護管理ですっかり疲れてしまい，でも何かしなければと思って本書を手に取ってくださったのかもしれませんね。そのような方であれば，お疲れのところこのページを読んでくださって本当にありがとうございます。つらいことが重なっているのであれば，どうぞイラストと漫画を選んで眺めてください。きっと，同じような管理者がいることに気づき，少し肩の力が抜けるのではないかと考えます。

　それでは，ページをめくってみてください。

contents

はじめに
本書の使い方

第1章 こんなことで困ってない？
―― 看護管理者が悩む12の場面

1. 部下が突然辞めたいと言う ……………………………………… 11
2. 部下に頼み事をしたら，すぐに拒否 …………………………… 16
3. 部下に頼み事をしたいけれど，断られるかと不安 …………… 20
4. 部下に頼み事をしたけれど，全然進まない …………………… 24
5. 職場の雰囲気を変えたい ………………………………………… 28
6. 選択肢のどれがよいか選べない ………………………………… 32
7. 話し合いがまとまらない ………………………………………… 36
8. 上司が自分の話を聞いてくれない ……………………………… 40
9. できないのに認めない部下がいる ……………………………… 44
10. 接遇・態度の悪い部下がいる …………………………………… 48
11. やることが多すぎて，自分自身が混乱 ………………………… 52
12. 自分のやる気が落ちた …………………………………………… 56

第2章 看護管理に必要な知識と活用法

1. やる気にさせる動機づけはマスローで …… 63
2. 成果を上げさせるにはホーソン効果 …… 66
3. 学習はノウルズの成人学習理論で …… 68
4. 「忙しくてできない」と言われたら，ハーズバーグの2要因論 …… 70
5. 部下もいろいろXY理論 …… 72
6. 部下にもいろいろリーダーシップ・グリッド …… 74
7. 上司と部下の組み合わせはSL理論® …… 78
8. とはいっても，事件が起きたら危機理論 …… 80
9. ストレスに付き合うにはコーピング理論 …… 84
10. 部署をよくしたいと思うなら変革理論 …… 88
11. 優先順位を決めるのは緊急度・重要度 …… 90
12. キャリアサイクルを考えて，おおらかに対応 …… 94
13. 自己効力感を高めるには見せるのが大事 …… 98
14. 部署の改善計画立案には，シナリオプランニング®法 …… 102
15. 選択肢で迷ったら比較表で可視化 …… 104
16. 自分の特徴を知るためのポジショニングマップ …… 106

第3章　イラストでわかる看護管理のコツ

1. 仕事ができない部下を大切に!! ——レアチーズケーキ ………… 113
2. 変えるには賛成者を少しずつ増やす——オセロゲーム ………… 116
3. 部下1人ひとりの能力が違う——おちょことジョッキ ………… 118
4. 交渉は段階を経て——ゴルフコース ………… 120
5. 目標管理はおしりから考える ………… 122
6. 物事は右肩上がりでなくてよい——階段の踊り場 ………… 124
7. 部下のキャリアを一緒に考える——トーナメント ………… 126
8. 「そんなの公平じゃない」と言われたら——動物園の柵の前 ………… 128
9. 複数の選択肢は比べて考えよう ………… 130
10. 展開を予想するには，たられば，たられば ………… 134
11. 物事の決断は戦わずして勝つ ………… 138
12. 無駄なことは1つもない ………… 140

おまけ♡
参考文献
index
おわりに
著者紹介

column

挨拶：お世話になっています	15
挨拶：頼み事をするとき	27
挨拶：メールでも対面でも，労いと感謝を	60
挨拶：メールと紙の報告文	77
挨拶：名刺入れの使い方	83
プレゼン：プレゼンの種類とコツ	87
プレゼン：報告のSBAR	93
プレゼン：PowerPoint作成のコツ	97
プレゼン：話す言葉と読み書きの言葉の違い	101
プレゼン：プレゼンの時間管理	109
自分の管理：やることリスト	115
自分の管理：タイムキーパーをつくる	133
自分の管理：ご褒美をつくる	137

第1章

こんなことで困ってない？
──看護管理者が悩む12の場面

navigation

　第1章では，看護管理者が悩む場面を取り上げます。日常の業務のなかでは，これらが複数重なることも多く，管理者はこれらの解決に追われます。その結果，十分に検討することができなかったり，結果が期待通りにならなかったりして，管理者には負の体験になりがちです。

　でも，うまくいかない場面は，社会人が成長するには必要な体験です。ただし，失敗が重なるだけではだめで，うまくいかない場面を分析し，なぜうまくいかなかったかを振り返ると，次の機会には今までよりもよい対応ができるのです。

　そこで，この章では，看護管理者が悩む場面でありがちなものを取り上げました。そして，看護管理者がその場面でどんなことを考えるのか，分析していきます。読者のみなさんには，今，自分が困っている場面や，関心をもった場面から読んでいただくとよいかもしれません。きっと，「そうそう，こんな感じ！」と思っていただけるのではないかと考えます。

　これらは，筆者も経験し，筆者の部下も経験し，そしてたくさんの看護管理者も経験していることだと思います。この章を読むことによって，自分の悩みがよくある悩みであり，自分だけができないのではないことに気づいてください。

> 失敗したわけではない。
> それを誤りだと言ってはいけない。
> 勉強したのだと言いたまえ。
>
> 　　　　　　　　　　トーマス・エジソン

1 部下が突然辞めたいと言う

場面

師長　　　「相談って，どうしたの？」
鈴木さん　「私，3月で退職したいのでお願いします」

　日勤のはじめ，部下の鈴木さんが「師長さん，夕方，相談したいことがあるんですけど」と話しかけてきた。「そう。では，区切りのよいところで声をかけてね」と答えると，鈴木さんは「はい」と言って，通常の業務に戻っていった。

　鈴木さんの後姿を見送りながら，相談の中身は何だろうとか，もしや結婚かしら，いや認定看護師などへの進学希望かと，短い間にいろいろと想像した。そんなふうに考えつつも，勤務が始まると自分も次々とやらなければならないことがあるので，いつの間にか鈴木さんの相談のことを忘れてしまった。

　夕方，「師長さん，今からいいですか？」と鈴木さんに声をかけられた。「大丈夫よ」と返事をしながら，「あ〜，そうだった。いったい何の話だろう？」と朝の想像がよみがえってきた。カンファレンスルームで2人きりになると，「相談って，どうしたの？」と自分から切り出してみた。すると，「師長さん，申し訳ないのですが，私，3月で退職したいので，お願いします」と鈴木さんが言い始めた。

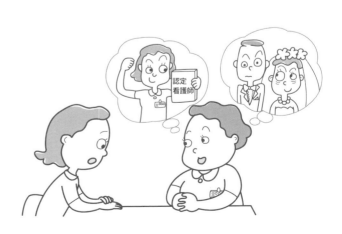

あなたなら，どうする？

☐ 「えっ!?　今からなんて，無理よ」と断る
☐ 「そんな，困るわ。辞めるのやめてくれない？」と頼む
☐ 「私では決められないから，部長に言って」と上司に回す
☐ その他（　　　　　　　　　　　　　　　　）

管理者の悩み

　鈴木さんは結構元気にニコニコと仕事をしてくれて，後輩にも頼りにされていて，まさか退職だとは思っていなかった。思わず「なぜ？　ご結婚とか？」と尋ねると，「そうじゃないんです。何か疲れちゃって…。少し仕事から離れてみようかと思うんです」と鈴木さんは答えた。頭のなかでは「えっ!?　疲れてる？　そんなふうに見えなかったけど…。そんな簡単に仕事から離れるなんて言わないで！」という言葉が浮かんだけれど，言葉にはしなかった。でも，つい口から「そんな，困るわ」という言葉が出た。「どうしてなの？」と理由を聞いてみたが，鈴木さんは「とにかく疲れたので」という説明を繰り返すだけで，この日の面談は「もう一度考え直して」と頼んで終わった。

　鈴木さんは頼りにしている部下。これまで教育担当や感染対策委員など，いろいろな役割を担っていた。目標面接のときも，退職のことなど何も言っていなかったし，むしろ，いずれ認定看護師とか何かステップアップを考えたいと前向きなことも言っていた。それでなくても，うちの病棟は3月で結婚退職が1人，2月から産休に入る人もいて，どうしたらいいの？

　これを聞いたら，病棟のスタッフのモチベーションはきっと下がるし，夜勤の回数が増加すると思って不満を言う人も出てくるだろう。主任も補充はないのかと怒るに違いない。不満を言いそうなスタッフの顔が思い浮かんだ。

　それから，看護部長に報告したら，きっと引き止めろと指導されるに違いない。だって，前回の師長会でも退職者が例年よりも多いという説明が看護部長からあったばかり。他の病棟でも中堅が辞めるという話を聞いている。

悩みを分解

(1) 正直な気持ちは「困る」

部下から退職したいと言われたら，「困った」と思う上司がほとんどでしょう。看護師が働く職場は，たいてい人員がギリギリの人数しかいません。そのなかで，夜勤を含む交代勤務のシフトがあり休日も夜間も働きます。この休日や夜間も働く交代勤務は，周囲の理解や協力がなければできません。そのため，夜勤ができる看護師は貴重な存在です。ですから，夜勤ができ，部下の指導までできる鈴木さんの退職は，師長にとってとても「困る」問題です。

(2) 困る理由は「周囲への負担増」

看護師が1人退職すると，その「負担」は周囲に及びます。例えば，夜勤をする看護師が1人退職すれば，それを他の看護師で分けることになりますから，退職する看護師以外の看護師が余計多く夜勤をすることになります。これは職場全体の負担感となり，職場の雰囲気に不満や不安が増大することにつながることが予測されます。その結果，多数の部下に対応しなければならなくなると思うと，気が重くなるでしょう。

(3) 上司からの指導も「困る」

鈴木さんの退職希望は，上司にも報告しなければなりません。そうなると，上司から鈴木さんの退職理由を問われたり，師長として日頃の指導について批判されたりするかもしれません。上司との関係ですでに話しにくいと感じていると，この報告はなおのことつらいと感じるでしょう。そして，鈴木さんの退職を思いとどまるよう説得するような指導をされたりすれば，どうやって説得しようかと考えるでしょう。上司に報告する前から，その後のことを考えると，さらに悩みが多くなることもあるでしょう。

こんなふうに考えよう！

部下が退職したくなったその気持ちに焦点を当てましょう

「鈴木さん，疲れるくらいがんばってくれていたものね。どんなことで疲

れたのか教えてくれますか？」と尋ねる。

鈴木さんに退職されると困る自分の気持ちは言わない

自分が困る話をすると，鈴木さんに，結局師長は自分のことばかり考えて，部下のことは考えていないと思われて信頼を失います。まずは，鈴木さんの気持ちに焦点を当てましょう。

上司には進捗状況として報告する

上司には，鈴木さんの退職の希望を聞いたが，もう少し話し合って報告するというように，進捗状況として報告します。上司は状況を速やかに把握できることで安心できるからです。

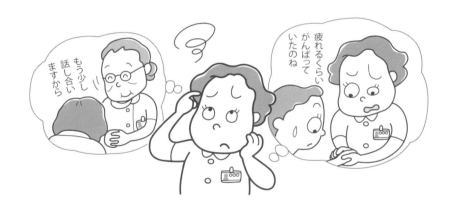

column　挨拶：お世話になっています

　看護師の多くは，基礎教育卒業後，病棟で数年働きます。そこで会話をする相手は，患者・家族，病院職員がほとんどです。そのような背景から，一般社会で行われている挨拶を学ばずに経験を重ね，職位が高くなっていきます。
　そのため，一般社会人が当然のこととして身につけるはずの挨拶ができないのです。なかでも最も苦手な挨拶が，"初対面の挨拶"です。関係者や取引先の担当者と初めて会ったとき，何と言って挨拶すればよいのでしょうか？　正解は，「いつもお世話になっています」です。

　患者さんの担当ケアマネジャーから病棟に電話がかかってきた。「お世話になっています」
　運送業者が病棟に新しい保管庫を運んできた。「いつもお世話になっています」
　患者さんの奥さんが廊下で通りすがりに「師長さん，お世話になっています」と頭を下げた。「こちらこそ，お世話になっています」
　県看護協会から連絡のメールが来た。文頭は「いつもお世話になっています」
　患者さんの退院前カンファレンスで院外の関係者に。「みなさん，いつもお世話になっています」

　「お世話になっています」という言葉は，直接的には自分がお世話になっていないときでも使います。職場の誰かが，巡り巡ってお世話になっているからです。
　もし，これを使わないと…。

退院する患者の担当ケアマネジャー「いつもお世話になっています。師長さんですか？」
師長「ええ。その患者さんは，脳梗塞で，主治医が○○先生で，昨日CTを撮っています」

　いかがでしょう？　だいぶぶっきらぼうな印象ではないでしょうか？
　お互いに尊重し合う。その気持ちを言葉にしたのが「お世話になっています」なのです。

2 部下に頼み事をしたら，すぐに拒否

場面

師長　　「佐藤さん，次年度，委員をお願いできない？」
佐藤さん「無理です」

　今年の安全対策委員の看護師が退職することになった。この人はもう3年続けてやっていたので，細かいことを確認しなくても，安心して任せておけた。安全対策委員は重要な役割だから，どこの病棟も比較的しっかりした人を選んでいる。だから，この看護師が退職することは大変つらい。それでも退職は覆せないので，次年度の委員に誰かを選ばなければならない。

　日勤の終わりの時間，次年度の安全対策委員を佐藤さんに頼もうと思い，佐藤さんに声をかけた。「佐藤さん，少しいい？　次年度の安全対策委員をお願いできないかと思うのよ」と話しかけた。言い終わるやいなや，佐藤さんは「無理です。他の人に頼んでください」と即答。何も速攻で拒否しなくても，とガッカリした。思わず「他の人って，誰がいい？」と尋ねてみたところ，「それは師長さんが考えてください」と，取り付く島もないありさまだった。

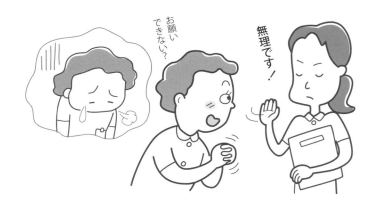

あなたならどうする？

- ☐ 「でも，あなたしかいないでしょ！」とさらに説得する
- ☐ 「それなら，山田さんどうかしら？」と近くにいた別の看護師に頼む
- ☐ 「断られたら，私，困るのよ」と自分の気持ちを伝える
- ☐ その他（　　　　　　　　　　　　　　　　　）

管理者の悩み

　佐藤さんは，学生指導も新人指導の係もよくやってくれている。日常業務においても看護の判断が適切で，医師たちからも信頼されている。病棟の看護師たちの経験からいったらちょうど真ん中くらいだけれど，先輩たちにはすでにいろいろな委員を頼んでいる人や，経験が十分でも配置転換で異動してきたばかりの人など，なかなか他には頼める人がいない。かといって，佐藤さんより若い看護師も，プリセプターだとか，妊娠中だとか，それぞれ事情があって，頼める人がいない。

　佐藤さんもこういった事情は多少わかっているかと思う。だから，安全対策委員を誰かが交代しなければならないし，自分がやるようになるかもしれないと考えていてくれてはいなかったのだろうか？　それなのに，即座に無理と言うなんて，とても困った。他の人といっても，そうは頼める人もいないのもわかっているのではないか！　候補の看護師を選ぶにも途方に暮れて，1人になりたい気分になった。

　安全対策委員は重要な役割。現在の委員が退職するので，信頼できる佐藤さんに後任になってほしいと依頼した。しかし速攻で拒否という反応で，佐藤さんならもう少し事情をわかって協力してくれるのではないかと思っていただけに，とてもガッカリした。佐藤さんがどうしてそんな行動に出たのかと，信頼を裏切られた気分にさえなった。

　その上で，他の人に頼むしかないと思っても，他には適任者がいない。この委員をきちんとした人に頼まないと，病棟全体の安全に対する意識の低下や，新しい確認事項などの周知がうまくいかなくなるおそれがある。佐藤さん以外の人にしたときに，次年度の病棟全体の医療の質が心配だ。それで何

か問題が起きたらと思うと,やっぱり佐藤さんにもう一度頼むべきか悩むところだ。

悩みを分解

(1) 拒否した部下に対する「失望」

　部下に仕事を依頼したとき,断られることも結構あるものです。なぜなら,部下もそれぞれ役割をもっていて,忙しい業務のなかでそれを行っています。ですから,新しく仕事を依頼されることは,その部下にとっては業務が増えることになります。そのため,部下は断ります。やってほしいと思っていた管理者は,引き受けてほしいと思って依頼するのですから,拒否をされたら「失望」を感じます。拒否されたらガッカリする。これは当たり前に起きることです。

(2) 質を考えたら,でも「この人」

　いくら拒否をされても,自分が管理する集団・組織を全体としてみたら,この仕事は「この人」しかいないと考えることもあるでしょう。管理者は,自分が管理する集団・組織のサービスの質の向上を考えるのですから,それを考えるとたとえ一度断られても,もう一度交渉することも必要なので,次の方策を考えなければならないという負担感が生じます。

こんなふうに考えよう！

部下に依頼を拒否されることは当然と考える

　部下に仕事を依頼したら,断られても当然だと思っておくと,実際に断られても落胆が少ないと思います。自分の思い通りにならないことが多いと思っておけば,根気よく取り組めるのではないでしょうか？

もう一度,頼んでみる

　全体の質を考えて,やはりこの人に仕事を頼むのが適切だと判断したら,もう一度頼んでみましょう。しかし,前回失敗した方法を繰り返すのではな

く，部下が引き受けたくなる方法をよく考えて交渉することが大切です。

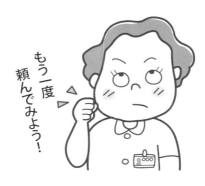

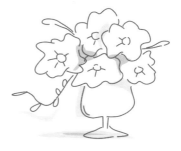

3 部下に頼み事をしたいけれど，断られるかと不安

場面

師長　　「石井さん…，お願いが…」
石井さん「何ですか？」
師長　　「あっ，何でもない。いいわ」

　感染対策委員の看護師が退職するため，後任として石井さんに委員をお願いしたい。しかし，数日前，来年度の話をしようとしただけで，「来年は子どもが受験なので」と頼めない雰囲気だった。あのときは，日勤の終了時に，ナースステーションで石井さんに声をかけたから，石井さんも聞けるような気分ではなかったかもしれない。

　石井さんは日頃，学生指導も丁寧だし，日常業務の判断も適切で，看護師のみならず医師からも信頼されている。性格は，みんなをどんどん引っ張るというほど積極的でもないが，忙しいときには自分から困っている人を手伝っていて，師長としても頼りにしていた。だから，先日話しかけたときの反応は，自分が思った以上に冷たい感じで，期待を裏切られたような気分になってガッカリした。

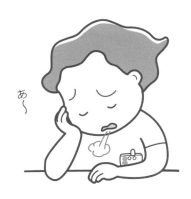

あなたならどうする？

- ☐ 断られるとしても，思い切って石井さんに頼む
- ☐ きっと無理だと考えて，他の人に頼む
- ☐ 石井さんのゆとりがありそうなときまで，もう少し待つ
- ☐ その他（　　　　　　　　　　　　　　　　　　）

管理者の悩み

　石井さんの反応から，もう一度病棟全体で誰か他に候補者がいないかと考えてみた。石井さんより先輩で他の病棟から異動してきたばかりの人にしてみようか？　でも，経験的には十分だけれど，この病棟にきてまだ2か月。前の病棟が長かったせいか，ようやく夜勤が自立したところで，頼んでもきっと無理だと言うのではないか？　もう1人，4年目で割としっかりしている看護師がいる。いつも元気で，感染予防の研修会に参加したときも，意欲的な感想を述べていた。とはいえ，プリセプターをすることが次年度の目標になるだろうから，それに加えて感染対策委員は難しいと本人は考えるだろう。

　こうして，次年度の感染対策委員は，第一候補の石井さん，第二候補の異動してきたばかりの熟練者，第三候補は4年目の看護師と，3人の候補者があげられた。とはいえ，石井さんにぜひお願いしたい。しかし，引き受けてもらえなさそうな雰囲気だけに，断られるかもしれない。いや，きっと断る。第二，第三候補の看護師も，きっとすんなりとは引き受けてはくれないだろう。結局全員に断られたらと考えると，不安な気持ちが先に立ってしまい，なかなか行動に移せない。

　部下に頼み事をして断られた体験があるから，また断られるかと考えてしまい，誰に頼んでも断られるような気がして，自分の気持ちまで沈んでしまった。そうなると，時間ばかりが過ぎてしまって，このまま放置していたら，現任者からの引き継ぎの時間も短くなるし，新年度が始まる前に委員を決められないとなれば，上司からも委員会からも，どうなっているのかと自分の責任を追及されるかもしれない。

　そうなったらもっと困るから，とにかく今は3人に交渉しなければと思う

けれど，引き受けてくれるような方法があるのだろうか？　石井さんに頼みたいのは，石井さんを評価しているからだし，信頼しているからなのだ。なぜそれをわかってもらえないのだろうか？　他の2人と比べても，石井さんがやはり適任。何とかして石井さんに引き受けてもらいたい。

悩みを分解

(1) 依頼相手を「信頼できなくなる」

　一度依頼を断られると，また同じことが起こるような気がします。断った相手をきっと引き受けてくれると信頼していればなおのこと，その人も含めてみんなが「信頼できなくなる」ような気がします。そうなると，部下と自分の間に一体感を感じられなくなり，ますます協力してくれる人がいないような気がしてきます。

(2)「どんどん事態が悪くなる」ような気がする

　委員を依頼するということがうまくいかないと，次々と「あれもこれもうまくいかない」ような気がしていきます。考え方が後ろ向きになったり，誰もわかってくれないと，孤立感・孤独感が強まったりします。

こんなふうに考えよう！

不安な自分をみつめる

　自分の選択がうまくいかないのではないかという不安は，多くの管理者が感じるものです。しかし，うまくいかないと思う不安は，うまく物事を運ぶためには必要な感情です。なぜならば，不安があればたいていは慎重になります。だから，不安や心配な気持ちがするときは，そういう自分に気がついて立ち止まればよいのです。

交渉する相手のことをよく分析する

　依頼する相手，つまり交渉する相手をよく知ることは，交渉の成功につながります。この場合だと，石井さんのよいところ，どんなことをがんばって

いるか，といったことをよく考えます。

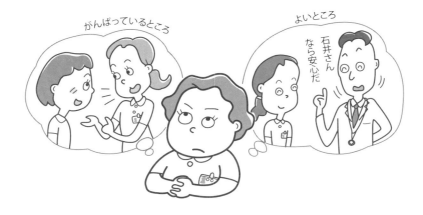

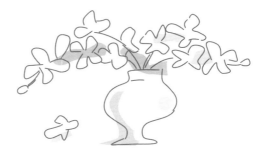

4 部下に頼み事をしたけれど,全然進まない

場面

師長　　「山田さん,看護の日の企画だけど…」
山田さん「ああ。あれ,考えているんですけどね～」
師長　　「そろそろ,できたかと思って…」

　先日の看護師長会で,各部署で看護の日の企画案を考えてくるようにという指示があった。私の部署では,みんなの意見を取りまとめる担当者を決めて,進めようと考えた。これは主任に頼もうかと思ったけれど,主任もいろいろな業務を抱えているので,中堅看護師でレクリエーションの担当をしている山田さんにこの仕事を依頼することにした。
　2週間後の師長会に報告しなければならないので,1週間で病棟の意見を取りまとめてほしいと山田さんには依頼した。私の考えでは,依頼されたらすぐに連絡事項を伝えるノートに記載するとか,日勤のミーティングのときに口頭で依頼をするとか,何かすぐに作業を進めてほしいところだ。
　ところが,山田さんは翌日も,その翌日も勤務だったのに,何も行動を起こさない。できれば自発的に考えてほしいと思っていたのだけれど,山田さんの対応に歯がゆさを感じていくらかイライラしてきた。そこで,今日の午後,山田さんに「締め切りまでもう4日になってしまったから,早くみんなに連絡したほうがいいと思うけど」と,みんなへの広報を催促した。山田さんは「わかってます!」と,不機嫌そうに答えた。

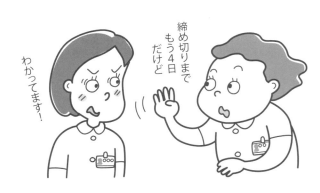

あなたなら，どうする？

- ☐ 「今日中にやってね」と具体的に目標を示す
- ☐ もう少し見守るかと考え，「よろしくね」と頼む
- ☐ 「山田さんが難しいなら，加藤さんに頼みます」と担当交代を指示する
- ☐ その他（　　　　　　　　　　　　　　　　　　　　）

管理者の悩み

　山田さんは意見を取りまとめる担当だから，まずはみんなの意見を集めるために，必ず今日中に連絡ノートに記載しておくように指示した。もう3日もロスしてしまって，頼んだのに全然進まなくてガッカリ。

　山田さんに頼むときにすでに心配はあった。他の人に仕事が集中しないように，委員会などの仕事が少ない山田さんを選んだのだが，山田さんはこれまでも頼んだ仕事になかなか取りかからないことがあった。書類の提出なども遅れがちだった。だから今回は，1週間後までに意見を取りまとめるだけの短期間で終わる比較的単純な仕事ならできるかと思って依頼した。

　それなのに，結局やってもらえなかった。やっぱり山田さんは頼りにならない。なぜ，こんな簡単なことなのにやれないのだろう？　意欲がないのか？　他の看護師と比べてあまり大変な業務を頼んでもいないのに，山田さんにはこれからどんな仕事を頼めるのだろう？　そう思うと，山田さんが自分の部下でいること自体が負担になってくる。

悩みを分解

(1) その部下に頼んだ「自分を責める」

　病棟師長であれば，部下はたいてい20人以上いるでしょう。そのなかで，頼みたい仕事とそれをやってくれそうな人をつなげるのが看護管理者の仕事です。しかし，どうしても対応が速やかで的確な部下に仕事が集中していきます。また，そうした仕事を経験することでリーダーシップやマネジメントを勉強できると思って，未熟な人に頼むこともあります。その結果として思

うように仕事が進まないと，頼んだ自分が悪いのだと「自分を責めたく」なるのではないでしょうか？

(2) その部下の評価を下げる

　仕事の内容と頼む看護師をよく検討し，しかも未熟な部分は具体的に指示した上で仕事を頼んでもできなかったとしたら，どうなるでしょう？　自然とその部下の「評価が下がっていく」でしょう。こんな簡単なこともできないのかと思い，それが蓄積するといなくなったほうがよいとまで考えてしまうこともあるようです。

こんなふうに考えよう！

頼み方を振り返る

　部下が頼んだ仕事をやらないときには，仕事の依頼の仕方を振り返ります。仕事の内容や目標，それから依頼した相手の仕事に対する思いを確認したでしょうか？　日常業務が忙しくて，依頼のときに十分話し合えないことも多いです。しかし，期待したように進んでいないときは，依頼した相手を責めるよりも，依頼の方法が適切だったのかどうかを振り返ると，相手が期待通りに動かない理由も見えてきます。

できないという評価ではなく，やらないという評価に変える

　山田さんは今回の依頼内容について，あまり必要性を感じていなかったようですね。その結果，自発的な行動にはつながらなかったのでしょう。このようなことはよくあります。ですから，依頼した仕事が進んでいないとき，相手をできないのではなく，やらないという見方に変えると，その理由を振り返ることにつながりま

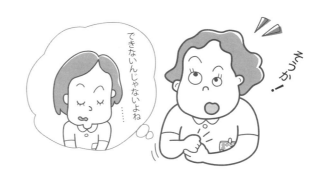

す。また，そのやらない部下に対してマイナスの感情をもたずにすむことになります。

> **column　挨拶：頼み事をするとき**
>
> 　私たちが誰か，例えば医師や薬剤師などに頼み事をするときには，同じ職場の職員に急いで頼むという特徴があります。そのため，いきなり本題に入ることが多いです。
>
> 「先生，オーダー出しておいてね」
> 「あの患者さん，薬の説明，今やってもらえます？」
> 「患者さん，検査から帰ってきたから，食事，持って行ってくれる？」
>
> 　日々の業務のなかで，いつも一緒に仕事をしている人であれば，このような会話でもきっとスムーズに頼み事を引き受けてもらえるでしょう。しかし，同じ職場でない相手や，説明に時間がかかる頼み事，あるいは相手が受け入れがたい頼み事，そして上司への依頼などであれば，いきなり本題に入らないほうがよいでしょう。
> 　さて，それでは頼み事の前には，いったいどんな会話をすればよいのでしょうか？　正解は，「恐れ入りますが」と「少しいいですか？」の組み合わせです。
> 　「恐れ入りますが」は，相手の仕事を中断させて自分の話を聞く時間を取ってもらうことに対する「申し訳ない」という気持ちを伝えています。そして，「少しいいですか？」と言って許可をもらうと，相手は短時間ですむ話かと思って，足を止めやすくなるのです。
> 　もちろん，「少しいいですか？」と言って，20分も延々と自分の不満を言うというのは，約束違反ですね。もし込み入った話をするのであれば，話し合いの時間がほしいということだけを伝え，話し合いの日程のみについて合意することにすれば，短時間で話はすむでしょう。そして，改めて話せばよいのです。
> 　「先生，恐れ入りますが，少しだけ時間をいただけますか？」と，普段使わない言葉で話しかけてみてください。おや？　何だろう？　と，足を止めてもらえますよ。

5 職場の雰囲気を変えたい

場面

ベテラン看護師A 「忙しくて，やってられないわよ！」
ベテラン看護師B 「この病院は給料も安いしね」
師長　　　　　　「何かあった？」
2人　　　　　　　「……」　何も言わず，ナースステーションを出ていく。

　私の部署は，ベテラン看護師が数人いる。この人たちがよく仕事に対する不満を言っていて困る。看護師が足りない，忙しい，医師がわかってくれない，物が足りない，給料が少ない，休みが取れないなど，あげればきりがない。でも，決して他の病院に比べればひどいということもない。また院内でも，もっと妊娠者とか夜勤免除者が多い病棟もあって，そこに比べればまだよいほうなのにと，師長の私は感じている。

　でも，1人ひとりの感じ方もそれぞれだと思うので，ベテラン看護師が不満を感じるのもわからないでもない。自分だって，歳を重ねれば新しいことに適応するのが難しくなるし，若い看護師や医師は言葉使いとか挨拶とかで，周りへの配慮が足りないこともあるし，成長がゆっくりな印象もある。そうなると，ベテラン看護師たちがそれをカバーするので，余計忙しい感じになるのだろう。

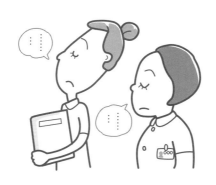
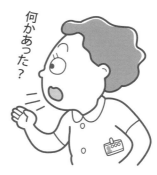

あなたなら，どうする？

- ☐「文句ばかり言ってないで働きなさい」と注意する
- ☐「私だってそう思うわ」と共感を示す
- ☐「そんなの私に言っても仕方がないから，部長に言えば？」と提案する
- ☐ その他（　　　　　　　　　　　　　　　　　　　　）

管理者の悩み

　新人看護師や3〜4年目の伸び盛りの人たちが，不満ばかり言っているベテラン看護師たちに困っていることを，私は気づいている。わからないことや確認事項のために，この人たちに声をかけたくても，不満を言っている人のことは怖く感じるし，不機嫌そうに見えるので，結局我慢してしまう。そのせいで，確認不足による小さな間違いも生じている。

　だから，このベテラン数人がつくっている不満そうな不機嫌な雰囲気を変えたい。他の病院から経験者として採用になった看護師も，ここの病院は勉強になるけれど，あの雰囲気があると何となく出勤するのが憂うつになると言っていた。何とか，よい雰囲気に変えられないものだろうか？

　不満をよく言っているベテラン看護師数人の存在には，本当に困ってしまう。そのおかげで，若い人や新しく採用になった人たちからは，仕事がつらいという声が出る。仕事の内容というより，不満を言っている人たちとの人間関係がつらいというのだ。だいたい，文句を言ったってそうそう看護師の人数は増えないし，給料も上がらない。だったら，文句を言わずに仕事をしたほうが仕事も楽しいだろうにと思う。

　そう思うと，まったくその人たちの気持ちがわからない。しかも，悔しいことに，私の前ではほとんど言わない。相手も面と向かって言うのは嫌なのか，不満を言っているのだろうと思って近づくと，サ〜っと散らばってしまう。若い人たちに聞くと，夜勤のときにこの2人と一緒になると，ズーっと文句を言っていて，それがとても嫌だと言う。まったく，困ったものだ。

悩みを分解

(1) ベテラン看護師に対する「否認」

　私たちは知らず知らずのうちに，年功序列のような考え方をもってしまいます。つまり，年齢や経験を重ねれば，優秀になるという仮説です。そのため，ベテランの看護師であれば，看護師として，組織の一員として，そして人生の先輩として，若い人のモデルになるはずだと考えてしまいます。ですから，そうではないベテラン看護師に対して，あるべき姿と違うという不満をもってしまうのです。若い人たちもこのベテラン看護師に不満があるのでしょうが，まず師長が，この人たちに対する「否認」を強くもっているといえるでしょう。

(2) 不満を言っている人への否認の裏にある「期待」

　不満を言うベテラン看護師に対して，師長はそのような行動を取ってほしくないという否認の気持ちをもつでしょう。しかし，裏返して考えると，本当はこうしてほしいという，師長が望む行動があると思われます。つまり，不満を言っているベテラン看護師に対して，師長は「期待」の気持ちをもっているのです。実際には，「〜のように対応してくれればよいのに」と，師長自身の不満となって表現されることが多いと思います。しかし，この言葉に表されているように，師長はその人たちに対する「期待」をもっているのですから，それを意識することが師長自身の課題ではないでしょうか？

こんなふうに考えよう！

不満を言っている人をかわいそうな人だと思う

　不満を言っている人を認めたくない，否定したいという気持ちは当然です。しかし，不満を言っている人は，師長はじめその他の職員から困った存在だと思われていることに気づいていないのです。ときに，そのような人たちは，部署の職員全体を代表して改善の提案をしているかのように振る舞うことさえあって，堂々と不満を言うことがあります。しかし，本人たちが思っているほど，その行動は支持されていないはずです。つまり，自分の考えと他者

の思いのズレに気づいていない，かわいそうな人なのです。自分の悪いことに気づかず，他者のせいにしている幼児のような状態といえるでしょう。そう思うと，改善の可能性が開けてくるのではないでしょうか？

不満を言っている人のよいところを探す

「〇歳になってああなんだから，もう変わらない」という言葉がよく職場で聞かれませんか？　これは，一部は正しく，一部は間違っています。もともとの思考の癖というか，よくやってしまうパターンなどは，そう変わらないかもしれません。しかし，人は何歳になってもよりよく変わっていく可能性を秘めています。高齢の患者さんだって，新たな健康管理を学んでいくことがありますよね？　ですから，不満を言うベテラン職員のよいところを探してみてください。「そんなのない」という気持ちがあるかもしれませんが，多くの場合，短所の裏返しは長所です。「文句をよく言う」は「改善点をたくさん提案する」と言い換えられます。「不満を言って自分は動かない」は「後輩を育てようと機会を提供している」と読み替えます。この長所側の言い方を使い，その人の行動を承認します。その繰り返しによって，その人は段々と不満を言いにくくなるはずです。不満が少なくなった頃合いを見計らって，この人の本当の課題について本人と話し合うとよいでしょう。

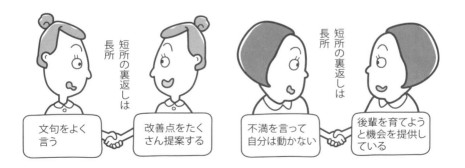

6 選択肢のどれがよいか選べない

場面

主任「業務改善ですが，記録と感染対策のどっちを先に始めますか？　師長さん」
師長「そうね，どっちも大事よね」
主任「師長さんが決めてくれないと…」

　病棟の課題を主任と相談していたら，話題が業務改善になり，記録のために超過勤務になっていることと，感染対策委員会の調査でうちの病棟のデータが平均以下だったという話が出た。どちらも大切なことなので，どちらを捨ててよいというわけにはいかない。しかし，あれもこれもとなると，スタッフの負担は増加する。

　記録も感染対策もどちらも全体にかかわることではあるが，主任は感染対策委員だから感染対策を重視したいのだろうと思う。記録を選べば主任のモチベーションが下がるかもしれない。でも，この病棟は超過勤務時間も他の病棟に比べて多いので，感染対策のデータと同様，数字上ではこれも改善が急がれる。それに，主任は比較的，物事をすぐ決断したい人だから，私に早く決めてほしいのだろう。

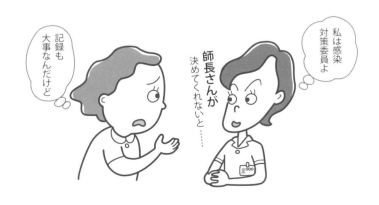

あなたならどうする？

- □ 野生の勘から，記録と決断する
- □ 感染対策委員である主任の気持ちを思いやって，感染対策にする
- □ 時間をかけて考えると言って，保留にする
- □ その他（　　　　　　　　　　　　　　　　　）

管理者の悩み

　管理というのは，日々改善すべき事柄が発生し，その解決ができないうちにさらに新たな問題が追加されるものだ。そのため，業務改善をどこから着手するかと問われたときに，なかなか1つには絞れない。しかも，職場ではゆっくり考えて結論を出すことよりも，迅速に動き出すことを求められることのほうが多いので困る。

　看護の職場も分刻みに業務が進むし，病棟のように交代勤務をしていると，今，ここで話さなければ，次に話し合う時間をつくるのはとても難しい。とはいえ，部下は何人もいるので，選択肢が複数あると，それぞれ意見が違い，みんなで一致するのは難しい。一致する方向に説得できるだけの理由がないと，反発を招くことにもなりかねない。「なぜそれを選ぶのか？」と問われたときに，根拠をもって説明するとなると，自分にはうまくできないような気がして，決定を保留にしたくなる気持ちになる。

　的確な決定を迅速に下すということは簡単ではない。そのため，迷っている時間が長くなったり，どうしようかと不安そうにしていると，部下からは厳しい反応が返ってくることさえある。例えば，最初は協力的な人であっても，決定までに時間がかかることで，「師長がなかなか決定してくれない」という不満が加わることもある。そして師長は，何かに決めても，決めずに考えていても，部下から指摘・反発されると思うと憂うつになる。

悩みを分解

(1) 選択肢から1つを選ぶことの「迷い」

　選択肢から1つを選ぶときの背景には，その選択が間違っていたらどうしようという「不安」があります。しかし，職場の改善課題をよく見回してください。きっと課題はたくさんあるでしょう。そして，仕事というのは，白黒はっきりすることや，正しいという明確なものがないことも多いのです。子どもの時代には，算数の計算に正解があるし，国語のテストで正しい選択肢があったでしょう。しかし，大人の世界はそれとは違います。

　複雑な要因が関連しているために，正解だと断言できることは少ないのです。ということは，実際にはどれを選んでも，さほど間違ってはいないのです。むしろ，悩んでいて何も始まらないことのほうが問題です。

(2) 選択の結果を部下に説明するときの「自信のなさ」

　1つの選択肢を選んだとしても，それを進めるには部下の協力を得ることが欠かせません。そのときに求められるのが，説明する力です。ところが，前にも述べたように，いろいろな選択肢があげられるとき，絶対にこれだけが正解というほど明確なものがないほうが一般的です。しかし，これをそのまま，「記録も感染対策も大切だけど，どちらかというと記録のほうが重要に思って…」などと説明すると，反対意見をもつ部下からは不満が生じるでしょう。決定のプロセスに明確な根拠がないという「自信のなさ」が，決定を躊躇させてしまうことがよくあると思います。

こんなふうに考えよう！

とにかく1つ選んで始めてみよう

　私たちはよく慎重な人を例えて，「石橋を叩いて渡る」ということわざを応用させて，「石橋を叩きすぎて壊す」などと形容します。何もしないで壊してしまうよりも，多少間違っていてもよいから何かに取り組むことのほうが前進しています。そして，結果が思うようにならないとしても，そこから新たに得ることも多いはずです。まずは，1つ選択して始めてみることにし

ましょう。

決定のプロセスを可視化する

　私たちの日常には，複数の選択肢から1つを決めることが結構多いものです。今日の昼ごはん，次の休日の過ごし方など，選択肢は多数あるけれど，1つに決めるときに悩み，さらにその決定に明確な根拠がないことばかりです。しかし，管理者としてはこれを説得していかなければなりません。このようなときに有用なのは，決定プロセスの可視化です。とはいえ，それはどうやって？　と疑問に思う人も多いでしょう。例えば，比較表や関連図を使うとよいでしょう。このときに用いる実際の図表は，第2章❶や第3章❿を参考にしてください。

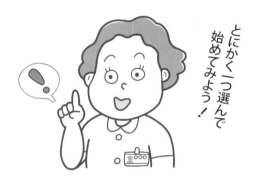

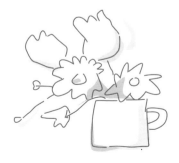

7 話し合いがまとまらない

場面

主任　　「私はAがいいです」
スタッフ「でも，Bをやりたい人のほうが多いですよね？」
主任　　「師長さん，どうしますか？」
師長　　「……」

　退院支援の推進のための対策をみんなで考えていた。主任は，退院支援を担当する看護師から介護保険について説明する会の提案をした。しかし，スタッフのなかから，いつも退院後に訪問に行ってくれている訪問看護師との情報交換会をしたいという案が出てきた。どちらも意味があると思うし，それなりに効果が上がると思う。訪問看護師との情報交換会を提案したスタッフは，日頃から積極的に退院支援を担当する職員や訪問看護と連携を図っている。

　今回，主任の案よりも，情報交換会をしたいという職員のほうが多く，病棟カンファレンスで話し合ったがまとまらない。主任の案に賛成すると，多くの職員がガッカリする。情報交換会を選べば，主任は不満に思うだろう。このようなとき，どうやって意見をまとめていけばよいのか，とても迷う。介護保険の説明会と訪問看護師との情報交換会の比較，そして主任とスタッフ。内容といい，それぞれの立場といい，どちらかに決めるように話をまとめなくては…。

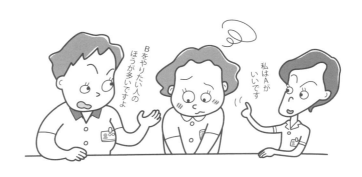

あなたならどうする？

☐ 主任がAを選んだからAに決める
☐ 多数決でBに決める
☐ とりあえず保留にする
☐ その他（　　　　　　　　　　　　　　　）

管理者の悩み

　主任はいつもはっきり自分の意見を言う。しかし，みんなの気持ちを考えるとか，発言しない人の意見を引き出すのは苦手だ。たしかに，仕事が早く知識も豊富で，医師からも頼りにされている。そのため，スタッフはなかなか主任の意見には反対しにくい。そして，このような検討の場面だと，早く結論を導きたいのか，急がせるような口調になることもよくある。

　一方，今回主任と異なる意見を発言したスタッフは，日頃からよく患者さんをみているし，新卒看護師や学生からは評価が高い看護師である。主任よりも10歳くらい歳は下だけれど，伸び盛りというか将来性があるというか，上司である自分は楽しみにしている。そして何といっても，後輩や看護補助者からも頼りにされているので，この人が決めたことであれば，スムーズに進むように思う。

　このようなとき，主任を立てるか，複数のスタッフの意見を支持するかで，とても迷う。この場で迅速に判断すると部下も納得するのかもしれない。しかし私が決めてしまうことにより，選ばれなかった側の人たちからの反発や不満が恐ろしい。そう考えると，じっくり考えて，よく話し合って，円満に1つにまとまればいいと願う。でもそうすると，時間がかかって，それはそれで部下たちにとっては不満かもしれない。

　話し合いがまとまらないときは，いつもこのように悩む。病棟運営でも，委員会でも，メンバーの意見が1つにまとまらないことは多く，そのたびに師長としてどのように対応するとよいのか迷う。トップダウンで自分が即座に決めてしまうことがよいのか，部下を育てるためや検討を十分するために時間をかけたらよいのか，どちらがいいのだろう？

悩みを分解

(1) 問題解決か人間関係かの「迷い」

　この場面での師長の悩みは，問題解決を迅速に行うほうがよいのか，みんなで合意をするという人間関係を重視するのかという「悩み」です。主任とそれ以外の人の意見が違う場面ですから，職位が高いほうの意見を尊重するという考えでいけば，主任のAという意見で即決です。しかし，スタッフのなかで賛成者の人数が多いのはBの意見です。このような迷いは，AとBの選択肢に大きな違いがないときに生じやすいものです。なぜなら，明らかに片方がよければ，師長もそれを選択しますから。そのため，複数の選択肢を比較したときに決定的な差がない場合は，問題解決の迅速さ，部下の合意という人間関係かということが対立するのです。

(2) 保留にすることへの「負の評価」

　この場面でもう1ついえるのは，師長が決定を保留にすることに対して「よくないものという評価」があるのではないかということです。看護管理の職場では，たいてい迅速さが求められます。ですから，早いことはよいことで，遅いことはダメなことだという，思考の組み合わせができてしまっています。しかし，今回のAかBかの選択が，もし急ぐことでないなら，何もここで決定しなくてもよいのです。物事をまとめる期限を認識しておき，それが急ぐものでないのであれば，保留にしてじっくり考えるのはむしろ必要なことです。急ぐ必要のないときはゆっくり考えていきましょう。

こんなふうに考えよう！

もう一度選択肢の比較検討をする

　選択肢に大きな違いがないので，話し合いのプロセスで問題解決と人間関係のどちらを重視するのかと迷いました。それならば，もう一度選択肢を徹底比較しましょう。じっくり吟味することで，AとBの違いが出てくるかもしれません。いろいろな角度から考えてみて，どちらが総合的によいかとわかれば，誰もが納得することでしょう。

保留にすることのメリットを認識する

　先にも述べたように，私たちは迅速に決定することに価値をおいてきました。しかし，物事には時間をかけてよいものもたくさんあります。決定するためのプロセスに意味があることも多いのです。早く決定しても後で不満が爆発してしまったら，最終的にはデメリットのほうが多いかもしれません。むしろ，今日決めるために時間がかかってしまうのであれば，今日は保留にしたらよいのです。その代わり，次回は短時間で合意が図れるだけの準備をしてはどうでしょうか？　そうしたら，AかBかの検討時間の合計は，今日，保留にするほうが結果的に少ないかもしれません。それは，時間を大切にしたということになるでしょう。

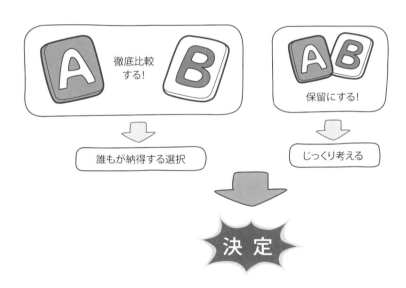

8 上司が自分の話を聞いてくれない

場面

師長「部長，話があるのですが…」と数分話し始める。
部長「もういいわ。よくわからないもの」
　　と途中で遮り，会議に行ってしまう。
師長「あっ……」と取り残される。

　看護部長に相談したいことがある。私は，病棟の看護師育成のために，外来看護を体験させたいと思っている。患者さんがどのような診察を受けて手術が決定され，外来の看護師はどのような説明をしているかなど，入院前の様子を学んでほしいと思う。また，退院後の初回外来のときの患者さんや家族の様子も知ってほしいと思う。

　ただ，隣の内科病棟の師長が，よく救急搬送される施設を見学に行きたいと部長に相談したら，「それは連携室の仕事でしょ。病棟の総労働時間がギリギリなのよ」と即座に反対されたのを聞いていた。だから，きっと私の提案も却下されるのではないかと思う。そんな不安を抱えながら，思い切って部長に声をかけて，「病棟の看護師が外来のことをよく知らなくて。私は育児休暇からの復帰で，前に外来を経験していて，その経験から，外来は重要だと思っていて。病棟は入院患者で忙しくて，それでも患者さんのことを考えると…」と言ってみたところ，ここで話は打ち切られてしまった。

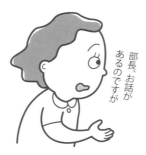
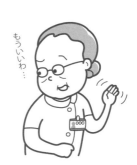

あなたならどうする？

- □ 「最後まで聞いてください」と自分の意見を主張する
- □ 「何で聞いてくれないのよ！」と腹を立てて，同僚の師長に愚痴を言いに行く
- □ 「私って，どうしていつもこうなんだろう」と落胆する
- □ その他（　　　　　　　　　　　　　　　　　）

管理者の悩み

　部長が私たち師長の意見を聞いてくれないことはよくある。もっと話を聞いてほしいと思うときもあれば，どうせ話してもわからないとあきらめることさえ，ときにはある。とはいえ，上司に承諾をもらわなければ始まらないことも多く，上司とのやりとりはいつも悩む。今日は，自分なりに考えてきたことなのにわからないと言われ，ほとんど聞いてもらえないまま却下されてしまった。このままだと，問題が解決できない。

　部長が自分の話を聞いてくれないと，自分の考えを実行に移せない。その結果，成果が上がらなければ，今度は何をやっているのかと指摘されそうだ。今日の相談事はまだ余裕がある事柄だけど，急ぐ相談事だったら，私はきっと部長に腹を立てるのではないかとまで考えてしまう。何でわかってくれないのかとか，せめてもう少し聞いてほしいなどとイライラして，このモヤモヤした気持ちを愚痴にして，同僚の師長についこぼしたくなる。

　しかし，相手がわかってくれないと腹が立つ半面，自分の説明がもっと上手であったなら，もしかすると聞いてくれたのかもしれないと思うと，自分のふがいなさ，未熟さに情けなくなる。別の師長は，たびたび却下されるので，やっぱり私はダメだとか，私は部長に嫌われているなどと言って，やる気がなくなっている。自分はその人の状況までではないが，このようなことがあると，仕事に来るのが嫌になってしまう。本当にどうしてわかってくれないのだろう…。

悩みを分解

(1) 聞いてくれない上司への「不満」

　上司に対する部下の気持ちというのは,「不満」に思っていることのほうが多いのかもしれません。なぜなら,職層とか職位によって,権限や責任範囲が違うので,考えることや優先する事柄が違い,そのために部下と上司の意見が違うことになります。しかし,一般的には,部下が上司に相談したり許可を求めるときには,わかってほしいという気持ち,つまりわかってくれるという期待をもって話します。その結果,その期待が覆されるのですから,部下にとってストレスとなり,怒り,否認,抑圧,攻撃などの適応規制といわれる反応を起こしてしまうのです。それが,上司に対して「どうしてわかってくれないの！」という言葉に表されるのだと考えます。

(2) 自分の報告の未熟さに対する「情けなさ」

　このようなとき,上司に対する不満と同時に,もう少し自分が上手に説明をしていたら結果が違ったのではないかと,自分を振り返ることもするでしょう。このように,失敗したと思うことはしばしばあるものです。しかしながら,ここから次の成功につながるようにと分析する人は,あまり多くないように思います。この場面でも,部長は師長にはわからない緊急で重要な打ち合わせに行くところだったのかもしれません。そうなると,ほんの数分でも,師長の話をじっくり聞こうという気持ちではいられないはずです。だとすると,報告の内容がひどく悪いわけではなくても,「わからない,もういい」という結果になるのです。そこで,失敗したときには「情けなさ」を感じますが,次にすべきことは,なぜ失敗したのかをしっかりと分析することです。

こんなふうに考えよう！

相手がわからないことを前提に考える

　職場というのはもともとたくさんの人がいて,それぞれ異なる立場で考え行動しています。まして上司と部下であれば,物事の優先順位も違うために,

部下の話を上司がすんなりと理解してくれるということは少ないかもしれません。そこで，上司に承諾をもらいにいくときには，わかってもらえないことを前提に考えていけばよいのです。わかってもらえない前提というとあきらめのようにとらえる人がいるかもしれませんが，そうではありません。相手がわからないという前提をもつことで，よりわかりやすい説明を考えたり，想定される質問の答えを用意しておくことができます。このような準備があることで，交渉はうまくいくのです。

効果的な報告方法を考える

報告は，自分が知っていることを知らない相手に伝えることですから，これはプレゼンテーションの1つだといえます。プレゼンテーションだと考えると，いつ，どこで，どのように伝えるかによって，その効果が違ってくることがわかるのではないでしょうか？ 相手が必要だと思っていないことで，かつ複雑なことを，相手が急いでいる時間を止めて報告してしまえば，それはたとえ内容がよいものだったとしても，相手は不愉快になることでしょう。そこで，効果的に報告するには，相手が聞くだけの時間があるかを確認し，話の持って行き方もしっかりと準備しましょう。忙しい医師に患者さんの変化を短時間で伝えるときのように。

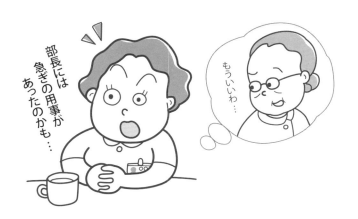

9 できないのに認めない部下がいる

場面

師長　　「木村さん，片付けはしっかりしようね」
木村さん「えっ!?　私ですか？　いつもやってますけど」
師長　　「……そうなの？」

　木村さんはよく動いて，何でも「私，やります」と自発的にやろうとする。しかし，その反面，どうも後片付けや，最後までやり抜くことが苦手なようで，仕事が中途半端になってしまうことが多い。それは，私だけでなく，主任も，それから木村さんより後輩の人も気づいていて，後輩などはときどきそっとぼやいている。「結局，私が片付けることになっちゃった」と。そこで，今回の面談のときに，しっかりとこれを伝え，自分の目標にしてもらいたいと考えた。

　木村さんに，片付けが不十分な場面をよく見るので，それを改善することを目標にしてほしいと言ったら，木村さん自身はいつもやっているという返答だった。何度か私自身も注意したのだから，多少の自覚はあると思っていただけに，一瞬，返事に戸惑ってしまった。戸惑う私に，木村さんは「たまに忘れることはあるけど，それはお互いさまですよね」と笑い，みんなが木村さんの仕事ぶりに不満があることにまるで気づいていないのだった。

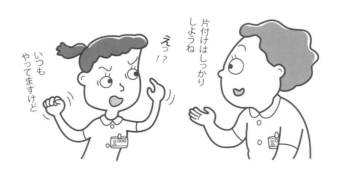

あなたならどうする？

- [ ] 「そう，それならいいわ」と納得はいかないけれど，一時的に了解する
- [ ] 「何言っているの，やっていないわよ」と木村さんの意見を否定する
- [ ] 片付けていない物品を見せて，「これはどうなっているの？」と本人に確認する
- [ ] その他（　　　　　　　　　　　　　　　　　）

管理者の悩み

　木村さんはどうもそそっかしいというか，慌て者というか，いい加減というのか，仕事の1つ1つの片付けがうまくない。そのために，周りの人が気がついて片付けているのだけれど，木村さん自身はそれにも気づいていないようだ。先輩たちも何度か指導したのだけれど，今回と同じようにやっているという返事であり，どのように指導したらよいか悩んでいる。そこで今日は，師長である自分が場面を目撃したので注意したところ，さっきのような返事であり，どうしたものかと困ってしまう。

　先輩たちは指導で困っていたので，実際に片付けなかった物品や場所を木村さんに見せて，これではダメだと指導する方法に切り替えた。すると木村さんは，忙しかったのでたまたまだと言い，言葉ではこれからは気をつけるといつも答えるのだそうだ。先輩たちはそれでも木村さんの行動が変わらないので，段々と木村さんに対する気持ちも不愉快さが大きくなり，このままだと職場全体の雰囲気まで悪くなっていきそうで心配だ。

　木村さんの仕事の様子を見ていると，欠点ばかりではない。誰かが困っていると助けに行ったり，ナースコールが鳴るとすぐに対応したりと，臨機応変に対応するところは木村さんのよいところだ。それにあまり落ち込まず楽天的なのか，いつも明るくニコニコしている。そのようなよいところもあるのだから，もう少し自分の苦手なことに気づいて，行動を変えてほしい。片付けの悪さは，場合によってはヒヤリハットにつながる。何とか木村さんに自分のできないところを認めてほしい。

悩みを分解

(1) 改善点を認めようとしない木村さんに対する「負担感」

　改善すべき点があるにもかかわらず，それを認めようとしない人がときどきいますね。このような人は自分の改善すべき点について自覚していないことが多いので，言葉で注意しても，本人はなかなか納得しません。そのため，場面を見せたり，行動の結果を示したりして自覚を促そうとしても，それでも納得しないと，指導する側に「負担感」が出てきます。それは指導方法を工夫しても効果が見られないからであり，そのうちこのままではこの先どうなるのかという不安も加わっていきます。そうなると，木村さんと周囲の人の関係が悪化し，職場全体の雰囲気も悪くなるかもしれません。このような展開を考えると，師長自身がすでに木村さんの指導に対して「負担感」を感じているのです。この気持ちが強くなれば，木村さんがいなくなったほうがよいと感じるようになってしまいます。

(2) 自分の指導力の「不十分さ」

　木村さんへの指導の負担感の裏返しの気持ちには，自分の指導力の「不十分さ」もあるでしょう。木村さんの先輩が指導しても効果がなくて師長の自分に助言を求め，先輩がその助言通りにやっても効果がなければ，師長である自分の能力が「十分ではない」と感じてしまうものです。そこで，自分が直接かかわってみたのですが，やはり同じ結果であれば，自分の「力不足」を痛感せざるを得ません。このような「力不足」と感じる場面を放置しておけば自己評価も下がり，仕事への意欲も低下していきます。しかし，力不足を客観的にとらえ，このままではイヤだと思う気持ちをもてば，自分自身を成長させることができるのではないでしょうか？　木村さんへのかかわり方でうまくいかないことを，自分も誰かに相談したり，文献などを調べたりすれば，何かまた新しい方法が発見できるに違いありません。

こんなふうに考えよう！

木村さんにみんなの気持ちを知ってもらう

　木村さんは自分の欠点にはあまり自覚がありません。またそれを何度も指摘されると，自覚がない分だけ，周りの人が厳しすぎるという気持ちになることもあります。そこで木村さんに，周囲が木村さんの片付けを心配に思っていて，それは患者さんの不利益になるヒヤリハットにつながるかもしれないと感じていることを伝えます。木村さんの自分ではやっているつもりという自己評価はあえて追求せず，木村さんや患者さんのことを心配に思っているという周りの人の気持ちを知ってもらうことから始めます。人が周囲と協調したいと思うのはマズローの社会的欲求ですから（第2章❶参照），木村さんの社会的欲求を引き出し，周りの人の気持ちに気づくことを最初のステップにしてみると，木村さんも受け入れやすいのではないでしょうか？

木村さんの成長は自分の成長だと思う

　木村さんのように，これまで培った方法で指導しても効果がない部下がいると，上司は負担感を感じて，木村さんがいなければ自分は楽なのになどと思いがちです。しかし，それでは自分の指導方法や指導経験は広がっていかないということになります。困った部下がいて指導に悩むということは，自分にさらなる成長が求められているのだと考えてください。そもそも社会人になると，そんなにすぐには考え方や行動は変化しません。木村さんも，自身の改善点に気づき行動が変容するまでには時間がかかるでしょうから，木村さんの成長とともに，自分もゆっくり成長するのだと思っていれば，結論を急がずにおおらかに対処できるでしょう。

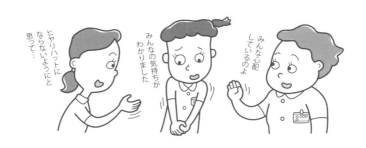

10 接遇・態度の悪い部下がいる

場面

師長　　「大川さん，言葉使い，もう少し丁寧にできないかしら？」
大川さん「忙しくて，そんなことかまっていられませんよ。それより人手を増やしてください」
師長　　「……」

　今日は朝からナースステーションで大川さんが大きな声で話している。「それ，誰かにやらせて！　こっちは忙しいんだから」「もう，毎日，入院が多くて，やってられないよ」などと話している。実は，先週から入院している患者さんから，大川さんへの苦情が寄せられていた。「仕事は早いけど，まるで物を扱うみたいな言い方だ」という意見があった。そうかと思えば，「さっさと歩かないと，歩けなくなっちゃうよ」と言われて，すっかり気落ちしてしまったという患者さんもいた。
　たしかに，ときに「仕事が早くて頼りになる」とか，「励ましが力になった」といった評価をする患者さんもいた。しかしそれは稀で，どちらかというと指導して改善してほしいという要望のほうが多い。大川さんにはこれまでも何度か指導したのだが，あまり効果はない。若いスタッフもこうした患者さんの声を聞いているので，大川さんへの信頼も段々と薄れている。

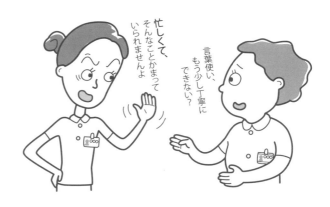

あなたならどうする？

- □「看護師が増えたらちゃんとやるのね」と交換条件を出す
- □「忙しくたって，気をつけるべきよ」と強く指導する
- □「忙しいから，たしかに無理ね」と，とりあえず大川さんを尊重する
- □ その他（　　　　　　　　　　　　　　　　　）

管理者の悩み

　大川さんはベテランの看護師で，仕事はある程度できる人だ。しかし，言葉使いや態度が雑というか，丁寧さが足りず，これまでも苦情があった。そのたびごとに注意をしたのだけれど，大川さんは忙しいから仕方がないと主張し，その上，看護師の人数を増やして忙しさを改善することが師長の仕事だろうと反論してくる。さらに，このようなやりとりの後は，感情的になってますます言葉が強くなったり，ゴミ箱やいすにあたったりするので，注意するのも悩んでしまう。

　指導しても大川さんに行動の変化がないので，最近では患者さんからの苦情も多くなってきた。師長の自分が聞くだけではなく，他のスタッフも患者さんや家族から「あの大川という看護師の態度は何だ」と言われ謝罪しているので，スタッフもつらい。患者さんや家族だけではなく，院内の他の部署からも電話の対応などで苦情がきて，本当に困っている。このようなとき，「あなたの病棟は〜」と言われると，ちゃんとしているスタッフも多いだけに，病棟全体が悪いかのように思われてしまうのは悔しい。

　スタッフは接遇に注意して，患者さんに丁寧に接しようとがんばっている。しかし，そうやってがんばっているだけに，段々と，「努力している私たちが患者さんに謝罪して，努力していない大川さんはいつまでも変わらなくてよいのなら，不公平ではないか」と不満を言う部下も出てきた。とはいえ，大川さんがいなくなったらすむという問題でもない。部長にこのような状況であることは報告しているが，私の指導が足りないからだと，かえって注意をされたくらいだ。大川さんの他部署への配置転換などは希望できないし，大川さんの異動が叶ったとしても，代わりの看護師をもらえるとも考えにく

く，どうしたものか…。

悩みを分解

(1) 自分の部署全体の評価が下がる「不安」

　大川さんの行動によって，大川さんへの苦情があることは当然です。しかし，患者さんや関係者の苦情の多くは，「〇〇病棟の看護師は言葉使いが悪い」などのように，部署全体として指摘されがちです。そうすると，全体的に見ればよい看護をしていても，たった1人のために，部署全体の評価が下がるということになります。そしてそれは，責任者である師長の評価としてとらえられてしまうことが多いと思います。たしかに大川さんの指導が成果につながっていないのは師長の能力だといわれることもあるでしょう。しかし，師長としてできる限りのことをしていても変わらない大川さんに対して，この人のために部署全体と自分の評価が下がるのかと思うとガッカリして，いつ部長に注意されるかと「不安」になっていきます。

(2) がんばっている部下の意欲が低下する「不安」

　大川さんがいつまでも変わらないと，周りのスタッフは謝罪することが多くなるわ，部署全体の評価が下がるわで，一生懸命やっていても報われないという気持ちになってしまうことでしょう。このような気持ちが続くと，がんばっても報われないなら，がんばることが無駄であるという思考に発展してしまう危険性があります。今はがんばってくれている部下の意欲がいずれ低下して，部署全体の雰囲気が悪くなってしまうのではないかと想像してしまいます。師長は大川さんを見ていると，このままでは事態がもっと悪くなるのではないかという「不安」が大きくなることでしょう。

こんなふうに考えよう！

大川さんだけが目立ってしまうのも悪くない

　たしかに大川さんがかなり目立ってきているようです。周りのスタッフや師長が接遇や態度に気をつけていればいるほど，大川さんとその他の人の違

いが明確になっていきます。このようなとき，私たちはみんな同じ，みんな平等という考え方が働き，大川さんにも周りと同じようによくなってほしいと期待してしまいます。しかし，周りの人はきちんとわかって丁寧に対応し続ければ，そのうち患者さんも関係者も，大川さんだけが悪いということがわかります。思いっきりその人だけ目立ってしまえばよいというのは言い過ぎかもしれませんが，それも1つの選択です。通常の指導では変わらない部下もいるという事実を受け止め，成長がみられるスタッフたちにエネルギーを注ぐほうが，部署全体はよくなるかもしれませんよ。

反面教師としての大川さんの役割

　私たちはなかなか他の人の看護を見る機会がありません。しかし，この大川さんのような人がいると，患者さんや関係者から，いつ，何を，どうしたという報告がされます。例えば，「大川さんに鎮痛薬を頼んだら，『手術したら痛いものです』と言って病室に来なかった」などと言われたら，このような対応はいけないなと，たくさんの人の共通理解になります。そして，自分は患者さんにこのような対応はしないと，強く意識するようになります。成人の教育では，身近な問題が学習の動機づけになるといわれています。つまり，大川さんには反面教師としての重要な役割があるといえます。本人に言っても変容がないのであれば，大川さんという存在を他の人の成長や部署の向上にいかに活用するかと考えるのもよいでしょう。

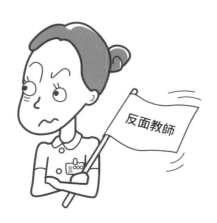

11 やることが多すぎて，自分自身が混乱

場面

スタッフA「師長さん，これお願いします」
そこに部長から電話が入り「あの報告書，早く届けてね」
ソーシャルワーカーからも電話が入り「あの患者さんのことなんですけど…」
他にも委員会の資料の準備や，故障した機器の伝票も，それからそれから…。

　昼食後，ナースステーションに戻ると，スタッフのAさんが私に書類を渡した。それは，避難訓練の参加者名簿であり，病棟からの参加者を記載して提出するものである。勤務表を見て，その日のメンバーから誰かを選ばなければならない。それを考えていると，PHSに着信があった。看護部長からで，以前から指示されていた報告書の提出のことだった。締め切りは来週だったけれど，なるべく早くという催促。自分なりにやる予定は組んでいたけれど，催促されると気持ちが落ち込む。

　その電話を切るやいなや，ソーシャルワーカーから電話があり，退院か転院かで迷っている患者さんに関する相談だった。そうそう，この患者さんのことを話し合う時間もつくらなきゃ。時計をみると，もう次の委員会の時間があと5分に迫っていた。会議の資料を取り出していると，後ろから別のスタッフに，故障した機器の修理伝票に印鑑がほしいと声をかけられた。他にもすることがいっぱいで，毎日ただ流されてしまって，何をしているのだろう？　あ～，もうイヤッ！

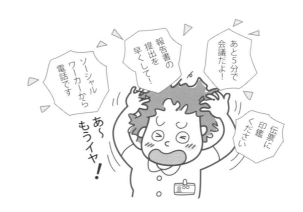

あなたならどうする?

☐ 「いっぱい過ぎてできません」と断言する
☐ 「あぁ,はい」「わかりました」と,とりあえず了解したと返答する
☐ スタッフに事情を説明し,集中して処理するために師長用デスクに座る
☐ その他(　　　　　　　　　　　　　　　　　　　　)

管理者の悩み

　師長という仕事は,やってもやっても終わりがない。1つ片付けていると,また次の仕事が飛び込んできて,それが終わらないうちに,さらにもう1つ加わるといった調子だ。部下も上司もあれこれと仕事をもってくるし,関係者も大勢いるので,その人たちからも仕事が持ち込まれる。ときに自分が何から片付ければよいのかわからなくなってしまう。何もかもが中途半端になっていて,段々とイライラすることが多くなってきた。

　それに,これだけ仕事があると,1つ1つの仕事がいい加減になってきてしまう。それは,たくさんの仕事を片付けるために,もう少し調べてからのほうがよいかとか,もう少し段取りを細かくしてとか,一瞬考えるのだけれど,そこで止まっている時間がないために,さっさと処理せざるを得ない。その結果として,いい加減に処理をしているような気がして,自己嫌悪に陥る。

　他の人にやってもらえる仕事もあるかもしれないが,部下だって他の師長だって,みな忙しく,頼むのも悪いから結局自分がやるしかない。そうなると,時間外や休日に仕事をするか,自宅に持ち帰るかで,疲労もたまってきて精神的にも追い詰められそうだ。

悩みを分解

(1) たくさんの仕事を「処理できない」

　たくさん仕事があると,どれから先にすればよいのか,どうしたら終わるのかと,気持ちばかりが焦り,なかなか仕事がはかどりません。しかも,師

長の仕事には割り込み仕事が多く，自分の計画通りに仕事が進みません。そのため，仕事が増えるたびに優先順位を変更して，作業計画をつくり直すということを頭のなかでやらなければなりません。仕事が増えることでの疲労は多いものです。この作業計画の途中で，これは誰に頼めるか，いや自分しかないなどと考えていると，時間がどんどん経ってしまい，あっという間に期限になってしまいます。こうなると，「やってもやっても終わらない」という気分になってくるのも当然です。

(2) 処理できないことで「追い詰められる」

仕事をたくさん抱えて，しかも期限もどんどん迫ってくると，気持ちの上でも「追い詰められて」いきます。これは大変なストレスです。ですから，イライラがもととなって家族にあたってしまったり，スタッフにいつものように接することができなくなってしまうこともあるでしょう。そうなると，周りの人もだんだんと気づいてきます。「師長さん，大変なら私がやりましょうか？」などと言ってくれる部下もいるでしょう。しかし，あまりに追い詰められていると，それに返す言葉さえ「いいのよ，私がやるしかないんだから」などと，怒りや不満が込められたものになってしまいます。これではスタッフ側も困ります。追い詰められるほど仕事を抱えないほうがよいということです。しかし，それにはもっている仕事のなかから人に頼める仕事を選び，その人に頼むという仕事が増えます。この「人に仕事を頼む」ということが課題ですね。

こんなふうに考えよう！

たくさん仕事を頼まれる理由は何か？

自分が人に仕事を頼むことを考えると，仕事を頼むのは結構気を使うものだということがわかります。だとすると，周りの人が師長に仕事を頼むのはなぜでしょうか？　もちろん，師長だからというのが一番多い理由でしょう。しかし，その人でなくてもよいのに頼まれるとしたら，と考えてください。ソーシャルワーカーが患者さんのことで師長に頼み事をしてくるということは，ソーシャルワーカーは師長が解決できる力をもっていると考えていると

いえないでしょうか？　いくら師長であっても，この相談事をまったく解決できないとソーシャルワーカーが師長のことを評価していたら，受け持ち看護師や主治医に相談するかもしれません。つまり，たくさんの仕事を頼まれるということは，それだけ頼りになる存在だと評価されているということと理解してください。

仕事を人に頼むことは，その人への教育

　自分の仕事を人に頼むときには，相手のことを考えてしまい頼みにくいということが頻繁にあります。この頼みにくいという気持ちのなかには，相手の仕事量を増やしてしまうのが申し訳ないという配慮が入っていると思います。しかし，社会人は経験年数や年齢などを重ねるにしたがって，徐々に責任の重い仕事をするようになる傾向があります。もちろんそうでない人もいますが，多くの場合，成長とともに段々と仕事は増え，複雑になっていきます。だとすると，師長が頼まれた仕事の一部を，それを代わってできそうな人に頼むということは，その人を自分の代わりができると評価しているということになります。そして頼まれた人は，信頼されて頼まれたと思えば，一生懸命やってくれるでしょうし，その経験がまたその人を成長させます。誰かに仕事を頼むときには，その人を育てることになるのだと思うとよいでしょう。

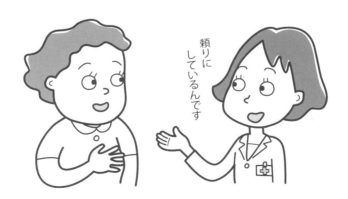

12 自分のやる気が落ちた

場面

スタッフ「師長さん，疲れてませんか？」
師長　　「大丈夫。ありがとう」
スタッフ「（心のなかで）だいぶ疲れてるみたい。大丈夫じゃなさそう…」

　やっぱり，わかってしまったか…。このスタッフはよく気がつく子だから，わからないようにしていてもばれてしまう。そう，ここのところやる気が出ない。先週の当直のときも，患者さんへの対応や多職種の調整でうまくできず，結果的に患者さんから苦情を言われることになってしまった。そのことで，部長からも判断の不適切さを指摘され，内容ももっともなので，すっかり自分が情けなくなってしまった。

　それに，頼りになる8年目のスタッフからは結婚退職の相談をされたり，目標面接では3年目の元気な子が，来年度は違う病棟で勉強したいと言ったりと，がんばっても，ちっともよくなっていかない感じがして，やる気が上がらない。さらには，実家の母からがん検診でひっかかったと連絡があり，今後入院や手術になったらとか，もし進行していたらとかと考えると気がかりで，このところまるでいいことがない。

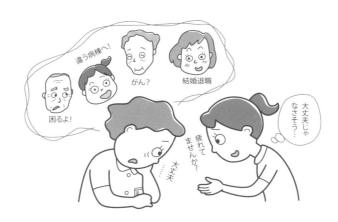

あなたならどうする？

- ☐ 気持ちを持ち上げて，今日もがんばる
- ☐ 疲れているのだと自己分析して，とりあえず今日は半日休暇を取る
- ☐ 仲良しの師長に連絡して，気持ちを聞いてもらう
- ☐ その他（　　　　　　　　　　　　　　　　　）

管理者の悩み

　長い間仕事をしていれば，やる気が落ちて，がんばれない気分になることがある。最近仕事が多く，すっかりそんな気分だ。それなのに，いったん出勤してしまうと仕事は次々と押し寄せるので，やる気が出ないにもかかわらず，いつものようにがんばるということになる。先週あたりから，家に帰るとグッタリして食べるのも入浴するのも面倒になり，休日は終日寝ていたりと，次第に疲労が蓄積しているのが自分でもわかる。

　家では疲れた様子でいても，仕事には出さずにがんばっているつもりだった。それでもそのうちに，日頃一緒に仕事をしている部下などは変化に気づくものだ。もともと看護師の集団なので，互いの健康状態を結構観察している。そのため，顔色が悪いとか，声が小さいとか，ため息をつくとか，小さな変化なのに気づく部下がいる。上司の元気がないと健康状態への心配に加え，仕事上で自分たちが困ったことを相談してはいけないのではないかと思わせてしまっているのだろうと考えると，申し訳なさや情けなさも加わる。このような部下の気持ちを思うと，上司としてさらに無理をしてがんばるということになって，どんどん事態が悪化しているような気がする。

　同僚の師長でいろいろとよく話す人もいるけれど，自分のやる気がなくなったとか，疲れやすいとか，本当はちょっと休みたいとか，このままならば辞めたくなってしまうとか，そんな後ろ向きなことを相談するのは躊躇してしまう。それは相手を困らせてしまうと思うからだ。いったい，どうしたらよいのだろう？

悩みを分解

(1) 自分の疲れを「軽く」考える

　もともと看護師でさらに管理者となると，比較的体力があり丈夫な人が多いと思います。そのため，多少の疲れであっても，このくらいなら大丈夫だと，自分の調子の悪さを「軽く」考えがちなのではないでしょうか？　また看護師であるからこそ，自分の体調の悪さを病気の症状と照らし合わせて，それがないから疲れているだけだなどと，大丈夫だと正当化させる人もいるでしょう。しかし，日頃と違うサインとして，家での生活で活動を縮小していたり，休息時間が長くなっているのであれば，それは疲れているということです。疲れていればやる気が低下するのは当然です。

(2)「周りに迷惑をかけてはいけない」と考える

　師長はたくさんの役割を果たしています。ですから，休むとなると「周りに迷惑をかけてしまう」と思って，休息を取るのを遠慮してしまうこともあるでしょう。しかし，職層が下位の人はどちらかというと決まった業務を一部の人との関係のなかで仕事をするのに対し，師長や看護部長のように職層が上位になると，予測されない仕事を広い範囲の関係者とすることも多くあります。その分，判断も交渉も複雑になります。精神的な強さも求められますから，体調の悪さを押し切って無理やり仕事をしても，適切な判断ができないおそれが出てきます。適切に判断できなければ，それこそ周りに迷惑をかけてしまいます。

こんなふうに考えよう！

疲れているかもしれないから，まずは休む

　やる気がないのは，気持ちの問題ではなく，身体的な疲労がもとになっているのかもしれません。まずは身体の休養を取ってください。早めに対処すれば，休養も短くてすむことが多いです。そして，休養の間によく自分に向き合い，気になる症状などがあれば，この際受診しましょう。どの年齢でも，何の仕事でも，思いがけず病気になることはあります。特に管理職になる年

齢だと，更年期や筋骨格系など身体の変化が目立つ時期でもあります。やる気が出ないと感じたときには，がんばれば大丈夫と思わずに，これは何かのサインで自分の健康を振り返るときだととらえてください。

休養してもやる気が出ないなら，誰かに相談する

やる気が出ないと気づいて少し休養したけれども，状況が変わらないのであれば，それは自分だけで悩むのではなく，他の誰かに相談してみましょう。同僚でもよいし，上司でもよいし，看護学校時代の友人でもよいでしょう。状況を他者に話すことは，話すという作業だけでも，自分を振り返ることになり，客観視できます。これまでにも，話しているうちに答えが見つかったという経験がある人もいるでしょう。聞いてくれた人は，気持ちをわかってくれるだけでもありがたい存在ですが，現実的に仕事の分担を変えてくれることもあるかもしれません。困っている人に相談されて，何とかその人のためになりたいと思う人は結構たくさんいます。相談するのは迷惑をかけることではないのですから，「ちょっと話を聞いてくれる？」とひとこと声をかけてみてください。

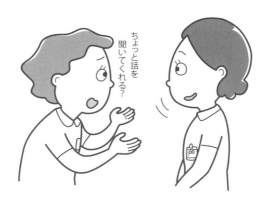

> **column** 挨拶：メールでも対面でも，労いと感謝を

　最近では仕事上の連絡にメールを使うことが多くなりました。このようなときに印象をよくするのは，労いや感謝の言葉です。メールでは，例えば以下のような流れになります。

```
所属
職位　名前　　様


いつもお世話になっています。
このたびはご連絡いただき，ありがとうございました。


例：さて，お尋ねの件ですが，…


それでは，今後ともどうぞよろしくお願いいたします。
```

　メールだけではなく，会議で同席するとき，退院前カンファレンスで検討するときなど，直接会って話すときにも，「いつもお世話になっています」の次に，労いや感謝の言葉を添えましょう。

「患者さんの転院についていつもご協力いただき，ありがとうございます」
「先日は資料を送っていただき，ありがとうございました」
「お忙しいなか，カンファに参加していただき，ありがとうございます」

　医療や福祉の業界は，どこも多忙で人手不足です。そのなかでお互いに助け合っているのですから，そのことを労い，感謝の気持ちを伝えると，話し合いも円滑になることでしょう。

第2章

看護管理に必要な知識と活用法

navigation

　看護管理の研修会に行くと，その時代，その時代で，重要だとされていることを学ぶことでしょう。たしかに，社会の変化に合わせた新しい知識を得ることも大切です。しかし，筆者は，時代が変わっても，職場が変わっても，活用できる基本的な知識を学ぶことをお勧めします。

　看護基礎教育の「看護管理」のテキストに掲載されている知識は，日常の看護管理や職員教育に十分活用できます。たしかに基礎教育において，看護管理の講義は，入学した大学や看護学校によって，教えられ方が異なります。また講師によっても，テキストの使用方法が違うでしょう。しかし，看護基礎教育のテキストで紹介されている知識は，どのような職場であっても活用機会が多いと考えられるから，紹介されているのです。

　この章では，看護管理をする上で知っておくと，看護管理が効果的に効率的にできる知識を紹介します。これらのほとんどは，看護基礎教育の「看護管理」や「心理学」のテキストに掲載されているものです。私たちは，基礎教育を受けているときに，看護師長になろうとか，もし看護部長になったら，などと考えて講義を聞いていません。ですから，これらを学んだことさえ，忘れてしまっている人が多いと思います。

　筆者も心理学の専門家ではありませんから，各項目の知識や理論の解説について不十分な点があるかと思います。知識や理論の解説について詳しく学びたい人にとっては物足りないかもしれません。ここでは，それらを日常で「こう使う」という応用方法に重点をおいて解説していきます。概略的な理解であっても，自分の判断の根拠となる理論があれば，きっと今よりも自信をもって，判断していけるのではないでしょうか？

1 やる気にさせる動機づけはマスローで

(1) おなじみのマスローを動機づけに

マスロー（Maslow AH）の欲求階層説は知っていますよね？ 看護学概論の人間の理解の項で学んだり，食事や排泄の基礎技術を学ぶときにも教えられたと思います。しかし，これは動機づけにも使える理論です。看護学生時代には，「生理的欲求」や「安全の欲求」のように，比較的低次の欲求が講義で取り上げられたと思います。しかし，これを動機づけ理論として用いるときには，「社会の欲求」「自尊の欲求」「自己実現の欲求」の高次の3つを使います。なかでも「自尊の欲求」は人をやる気にさせるのに，とても役立つものです。

(2) マスローの欲求階層モデルとは

心理学者のマスローは，人間にどのような欲求があるかをこの欲求階層モデルで説明しました。マスローは人間の欲求には，生理的欲求，安全の欲求，社会の欲求，自尊の欲求，自己実現の欲求の5つがあると考えました。そして，それが階層として積み重なっていて，低次の欲求が満たされることで，より高次の欲求が現れるとしています。

マスローの欲求階層モデル

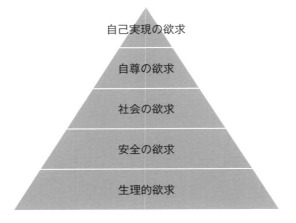

私たち看護師は，この理論を以下のように学んできました。
　例えば，排泄の欲求である尿意を感じたとき，それはなかなか我慢ができないものなので，ベッド上安静を指示された患者さんの場合，大変不安になる。しかし，そこで看護師が安全に安楽に床上排泄の援助をすることによって，排泄の欲求は満たされ，さらにこの入院生活が安全の欲求も満たしていく。そのために，安全に安楽に援助する技術を獲得しよう，といったように。
　しかし，このマズローの欲求階層説を動機づけに用いるときには，次のように考えます。
　職場は1つの社会です。この社会のなかの一員として帰属したいという欲求が職員にはあり，それを満たすように働きかけると人はやる気が出ると考えます。ここでは，排泄や食事などの生理的欲求が満たされ，室温管理や感染対策など安全の欲求も満たされているということが前提です。このように低次の欲求が満たされると，この職場の一員としてがんばろうという意欲が出てきます。
　そしてさらに，職場でとった行動が周囲から尊重されるという場面があると，それは自尊の欲求を満たすことになります。
　例えば，新卒看護師が部署に配属された初日に不安そうな表情態度でも，翌朝には元気にハキハキと挨拶するといった場面です。これに対して，「Aさん，おはよう」と師長やプリセプターが名前で呼ぶことで，この職場の一員になったという社会の欲求が満たされます。それに加えて，「挨拶が元気にできてよかったわよ」と行動を尊重するような声かけをすると，この新卒看護師は自尊の欲求が満たされ，この部署でがんばろうという意欲が高まるのです。
　反対に，新卒看護師が元気に挨拶しても，誰も返事をしなければ，新卒看護師は「受け入れられていないのではないか」と社会の欲求が満たされなくなります。そればかりか，今日一日わからないことがあっても誰にも聞けないかもしれない，自分は安全に指導を受けられないかもしれないと，安全の欲求さえ脅かされることになります。
　以上のように，マズローの欲求階層説は，部下の動機づけにはもちろん，一緒に働く多職種であっても，やる気を向上させるために有効だといえます。

マスローを動機づけに！

社会の欲求・安全の欲求 ⬇

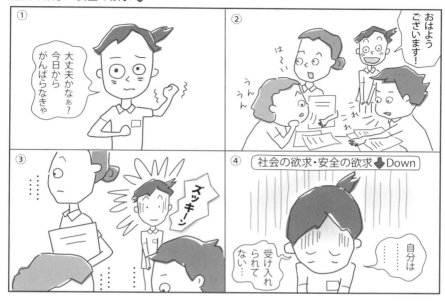

社会の欲求・自尊の欲求 ⬆

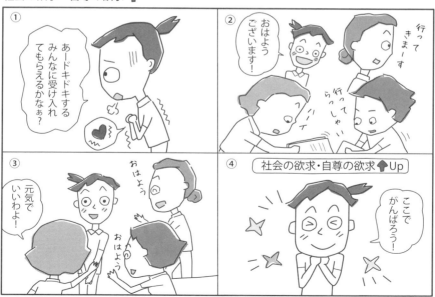

2 成果を上げさせるには ホーソン効果

(1) 単純な行動でやる気をアップ

　成果を上げさせるのは難しいと思いませんか？　上司は部署の成果を上げるために，部下のやる気を上げたいと思うものですが，部下のやる気を上げる方法をほとんど教えられていません。しかし，上司になったばかりの人でも，忙しい人でも，比較的短時間で成果を上げられる方法を示すものが，ホーソン効果という理論です。このホーソン効果とは，部下をよく見るということです。

(2) ホーソン効果とは

　ホーソン効果とは，1930年前後にアメリカのホーソン工場で行われた実験の結果によって発見された現象です。ホーソン工場において，ハーバード大学の研究者が，照明や賃金などさまざまな労働条件を変えて，どのような要因が成果を上げるのかを調べました。

　この実験の結果によって，労働者の作業効率には，客観的な職場環境よりも，人間の意欲や人間関係が大きく影響するということが明らかにされました。よりわかりやすく説明すると，工場の照明の明るさや室温・湿度，休憩の取り方，賃金などを変えて，どれが作業能率を上げるかを調べました。しかし，効果の上がった条件を元の条件に戻しても，不思議と能率が上がりました。その後，労働者に聞き取り調査を行うと，研究者が調査をしている，

ホーソン効果

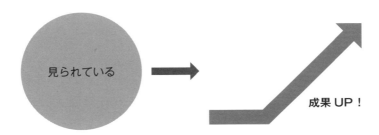

変化を見られているといったことで，労働者の感情が変化して意欲となり，成果につながったと結論づけられました。

通常の職場は実験が行われた工場のように，照明や室温，休憩の取り方，賃金などを，そう簡単には変化させられません。しかし，いつも成果を見ているという行動を職場に取り入れるだけで，意欲につながり成果となることが示されているのです。これを上司の行動として示すとすれば，看護の場面に足を運ぶ，その場で看護の実際を見る，今日は忙しかったけどよくがんばったねと声をかける，などといった行動となるでしょう。

とかく上司は事務的な仕事が多くなるもので，そうなると看護の実際の場面を見ることが減りがちです。また，部下から何を見に来たのだと嫌がられるのではないかと考え，遠慮しがちになってしまうこともあります。しかし，上司が部下の仕事を見て，声をかけることは，作業能率を上げる効果があります。そのときにマスローの欲求階層説も合わせて活用し，「がんばっている」「よい看護をしている」と声をかけると，相乗効果となって部下のやる気と成果を上げることでしょう。

ホーソン効果で成果UP！

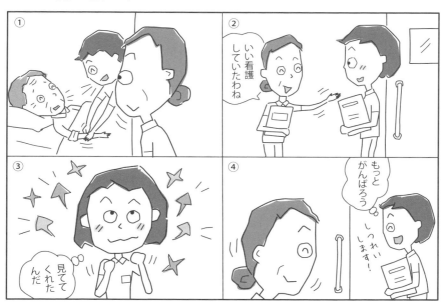

3 学習はノウルズの成人学習理論で

(1) ノウルズは「失敗は成功のもと」と言った？

教育学者のノウルズ（Knowles MS）は成人の学習について，小児とは異なる特徴があると言いました。ノウルズの成人学習理論を用いて職場での教育を考えると，私たちに発想の転換をもたらすのは，ことわざで述べられている「失敗は成功のもと」とか，エジソンが言った「失敗は成功の母」という言葉のような経験であり，経験が学習活動の基盤を提供すると言っています。つまり，日々の仕事という経験が次の学習の動機づけになり，仕事をしているということは日々学習しているともいえるのです。

(2) ノウルズの成人学習理論とは

ノウルズの成人学習理論では，次の4つが述べられています。

1つ目は，成人は自分が学ぶ計画と評価に直接かかわる必要があるというもので，これは自己概念と学習への動機づけとされています。つまり，自分にはこれが必要だと思えば，自分で進んで計画するということです。2つ目は，まさに失敗は成功のもとというように，経験が学習活動の基盤を提供すると言っています。3つ目は，自分たちの生活や職業に重要だと思うことに最も興味を示すということです。そして4つ目は，成人の学習が学習内容中心ではなく，問題中心であるということです。

私たちは，概論から各論へとか，定義から具体策へなどという流れで学習することに慣れています。なぜなら，子どものころからずっと学校のカリキュ

子どもの学習と成人の学習の違い

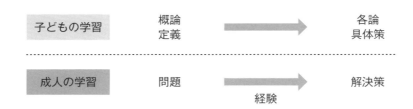

ラムがこの流れだったからです。しかし，成人の学習はそれに従わなくてよいのです。いえ，むしろそれでは効果的とはいえません。

　今，問題になっていること，つまりうまくいかなかったことを，自分の経験と照らし合わせて，どうしたら解決できるのだろうと考えることが成人の学習だと，ノウルズは言っています。だから，日々の看護で困っていること，業務のなかで解決したいことなどが，すべて学習の基盤であり動機づけになります。もちろん，職場を離れて研修会に参加することも効果がないわけではありません。しかしその逆で，職場外の研修会に行かなければ学習ができないというわけでもないのです。毎日の仕事をしているということが，たくさんの学習になるのです。

学習はノウルズの成人学習理論を活用！

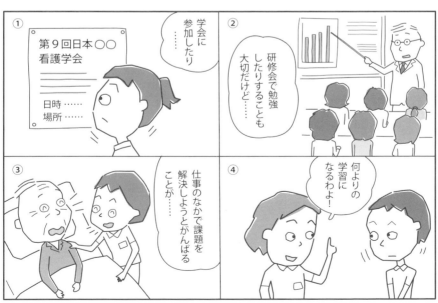

4 「忙しくてできない」と言われたら，ハーズバーグの2要因論

(1)「忙しい」と仕事にやりがいが生まれない？

　私たちの職場はたいてい忙しいです。そして，予測外のことが常に起こります。緊急入院，急変，予定外の検査のような出来事に，いつも振り回されている感じがするでしょう。そうすると，人員不足だとか，賃金が安いなどという不満が生まれ，これらが充足されないと，やりがいや満足感が得られないかのようにいう人も多いと思われます。しかし，必ずしもそうではないことを示しているのが，ハーズバーグ（Herzberg F）の2要因論です。

(2) ハーズバーグの2要因論とは

　ハーズバーグは欲求の要因を，低次の要因である衛生要因と高次の要因である動機づけ要因の2つに分けて説明しました。

　衛生要因とは，職場の人員や設備，賃金などの作業条件とか，職場の人間関係といった，仕事そのものではない外発的な要因のことです。これらはなければ不満ですが，あったとしても満足することは少なく，限りがないものとされています。

　一方の動機づけ要因は，やりがいや生きがいといった，その人の内発的なものとされ，なくても不満ではないが，あれば一層の満足を得るとしています。

　ハーズバーグの2要因論から日頃の職場を考えると，職場の人員や賃金は仕事に対する不満足につながりますが，これらを改善したからといって不満

ハーズバーグの2要因論

動機づけ要因	やりがい，生きがい
衛生要因	職場の人員，設備，賃金，人間関係

がすっかり解消されるのではなく，また次の不満が生じます。しかし，やりがいや生きがいといった要因があると，一層満足が増します。

　これらから考えると，とかく部下から忙しくて不満だから人を増やしてほしいなどと要望されがちですが，それに応えたからといって不満がなくなるのではないことがわかります。もちろんそれらを改善することは重要ですが，一方でやりがいを探すことによって，すぐに人手が増えなくても，賃金が上がらなくても，満足感を高めることができるといえます。

ハーズバーグの2要因論でやりがいにつなげる！

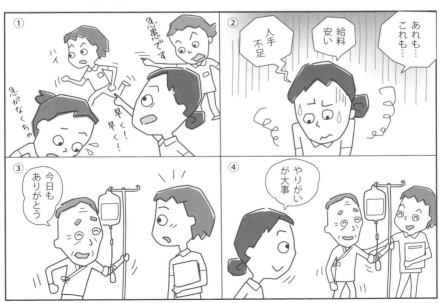

5 部下もいろいろ XY 理論

(1) 多数の部下を大きくとらえる

看護師が働く職場では，看護師が一番多い集団になることがよくあります。病院を例にあげれば，看護部門の上司はたいてい病院組織のなかで最も部下が多い上司です。大規模病院では数百人の部下を抱えることになるでしょう。また，1つの病棟をとってみても，師長が20人以上の部下をもつことはよくあることです。そうなると，いろいろな部下がいますが，部下を個別に見るだけでなく，特徴を大きくとらえる見方も求められます。このようなときに役立つのが，マクレガー（McGregor DM）のXY理論です。

(2) XY理論ではもともとの本性を探る？

マクレガーはX仮説とY仮説という2つの仮説を考えました。X仮説は，人間はもともと働くことを好まないため，指示や強制が必要だという考え方です。一方，Y仮説は，人間はもともと自発的に働く性質をもつという考え方です。この2つの仮説を唱えたものがXY理論と呼ばれ，アメとムチの理論といわれています。

もともと働くことを好まない人にアメやムチを与えて，それを動機づけとして働かせようとする方法です。その代わり，アメやムチがなければ，働く

マクレガーのXY理論

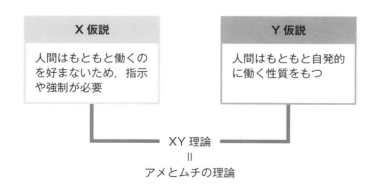

ことをしなくなってしまうともいえます。労働は生活のためでもありますから、賃金をもらうため、生活のために働いています。もちろん、お金のためだけではない理由も仕事にはあると思います。とはいえ、看護師は大変たくさんいますから、なかには賃金を得るためだけに働いている人もときどき見られます。

看護という仕事にやりがいをもつことができない人や、患者さんが安心したり満足したりすることを充実感や達成感につなげない人もいます。私たちの仕事のなかには、目の前の患者さんの吸引を誰かがしなければ、患者さんの命が保証できないこともあります。そのようなとき、X仮説の指示や強制によって働く看護師であっても、命を救うことができます。

部下の性質を見るときに、1人ひとりを細かく見ることは時間もかかり、すぐにできるわけではありません。しかし、X仮説とY仮説という2つのタイプに分けて、まずは大きくとらえるということをするのも重要だと思います。部下を理解しようとする第一歩として、大きなグループに分ければよいのです。

XY理論で部下を大きくとらえる！

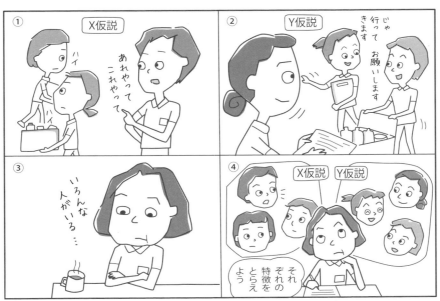

6 部下にもいろいろリーダーシップ・グリッド

(1) 生産と人間の視点から部下を5つに分ける

マクレガーのXY理論では大きく2つのグループに部下を分けました。しかし、人間はそんなに単純なものではありませんから、今度は5つに分ける方法を紹介します。

これは、横軸を生産への関心、縦軸を人間への影響として、それぞれの高さ低さによって、5つのパターンに分ける考え方です。このような分け方は、私たちの職場でときどき見かける、仕事ができるのに協調性がない、といった部下を理解するのに役立つことでしょう。

リーダーシップ・グリッド

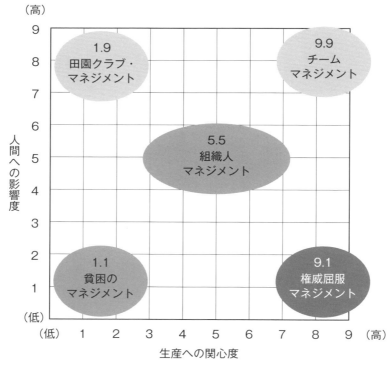

(ハーシィ P. 他著, 山本成二・山本あづさ訳:行動科学の展開, 新版, 114, 生産性出版, 2000.)

(2) リーダーシップ・グリッド

　リーダーシップ・グリッドは，リーダーシップのスタイルを生産への関心と人間への影響の2つの軸から見て，5つのタイプに分けたものです。生産への関心と人間への影響というと，何か難しいことに感じるかもしれません。これを日常私たちが使う言葉に置き換えると，「仕事がさっさと終わる」「業務を正確に実行する」といったことが生産への関心ではないでしょうか？また，人間への影響とは，「周りと協調しながら行う」「仲間の気持ちを考えて動く」といったことでしょう。

　このように考えると，先ほどあげた，仕事ができるのに協調性がないという部下は，生産への関心が高く，人間への影響が低いということになり，「9.1 権威屈服マネジメント」タイプのリーダーシップの人と考えます。これに対して，「仕事の終わりは遅くなるけれど，みんなが話しやすいと思っている」という部下がいたとしたら，この人は「1.9 田園クラブ・マネジメント」といって，生産への関心が低いけれど，人間への影響を重視しているリーダーシップ・スタイルをとる人ということになります。

リーダーシップ・グリッドで部下の特徴を把握！

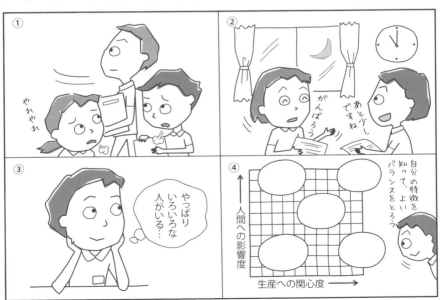

これらは，もともともっている考え方の特徴からくるものもありますが，自分自身のタイプを知ることによって，バランスをよくする努力もできます。ですから，このリーダーシップ・グリッドを活用することによって，自分もリーダーシップ・スタイルを向上させることができますし，部下が向上することを目指していくこともできると思います。

> column　挨拶：メールと紙の報告文

　仕事中に何かを書こうとすると，最近ではパソコンを使うことがほとんどですよね？　そして，そのようなときには，大きく分けて，後で印刷するか，メールで送るかのどちらかだと思います。しかし，キーボードを使って，文字をたくさん打って，文章をつくることは同じですが，メールと紙で提出する報告文とでは，大きな違いがあります。

　さらに，メールは，普段スマホからのメールに慣れているために，プライベートのスマホメール，あるいはSNSの文章と同じように扱ってしまう人も多いようです。しかし，これらの違いを理解しておかないと，読んだ相手に不愉快な印象を与えてしまうので，気をつけましょう。

PCのメール：5行以内程度の段落に分け，段落と段落の間に1～2行程度の空白部分をつくります。PC画面で文章を見たときに，読みやすいからです。箇条書きも読みやすいです。
　　　　　　紙の報告書や小論文のように，空白をつくらずに作成すると，文字が画面にびっしり埋まっていて，読みにくいものになります。

紙の報告書：規定の様式があればそれに従いますが，規定のものがなければ，Word等の基本設定を使用します。
　　　　　　その際，段落分けが必要であり，150～200字程度の段落に分けます。
　　　　　　紙の場合の段落の区切りは，段落の最初の1マスを空けます。メールのような1～2行の空白は不要です。
　　　　　　紙に書く文章は，小論文のように書きます。

　こうした文章の書き方に関するお勧めの本として，『ナースのためのレポートの書き方』（水戸美津子著，中央法規出版）などがあります。

7 上司と部下の組み合わせは SL 理論®

(1) 上司と部下も考えて組み合わせれば効果的

　状況対応リーダーシップ®・モデル（SL 理論®）というものがあります。これは，部下の準備状況と上司の行動の組み合わせを示したモデルです。私たちは，経験的に効果的な組み合わせを学んでいますが，ときに感情が加わって，部下は上司の行動に，上司は部下の能力に，不満をもってしまいます。これを感情ではなく，このモデルを活用し，部下の準備状況を判断して上司が行動を変化させれば，きっとこうした不満が少なくなるでしょう。

(2) 状況対応リーダーシップ®・モデルを学ぶと

　何度も繰り返しますが，看護の職場にはいろいろな看護師がいます。そして，看護の能力は，経験や年齢や学歴といった1つの指標では表されず，いろいろな要素の組み合わせだといえます。そのため，1人の看護師を見て，能力を評価し，それに応じた対応を考えるのは，かなり難しいです。

　こうしたさまざまな背景をもった看護師を部下として職場に迎えたとき，この状況対応リーダーシップ®・モデルが活用できます。

　まず，上司は部下の準備状況（レディネス）を評価します。その視点とは，能力の高さ低さの評価と不安をもつか意欲をもつかの評価です。そのレディネスを，リーダー行動に示された4つのパターンのどれかに当てはめます。そうすると，それにあった上司の行動について，推奨する行動が示されるというものです。

　例えば，おとなしい性格の新卒看護師の最初の1週間を思い浮かべてみましょう。その人はまだ能力も低く，意欲も弱く不安を示します。これはR1というレディネスに当てはめられます。この人に合うリーダー行動とは，S1で示されているように，具体的に指示し，事細かに監督するという行動が適しているということになります。

　一方，非常に優秀な主任を想像してください。その人は高能力で意欲や確信を示すので，レディネスはR4ととらえます。そうすると，この人に合ったリーダー行動は，仕事遂行の責任を委ねる（S4）ということになります。

このように，相手をどのようにとらえるかで，上司は自分の相応しい行動が示されるという点で，このモデルは役立つでしょう。

> 状況対応リーダーシップ®，およびS.L.理論®は，株式会社AMIが管理する登録商標です。無断で複製，転載，引用することはできません。

SL理論®で効果的な組み合わせを考える！

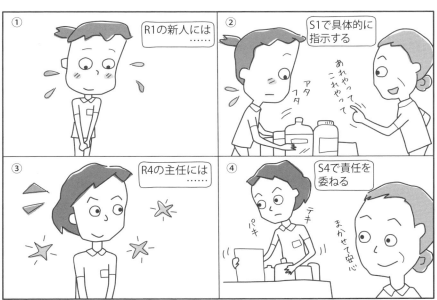

8 とはいっても，事件が起きたら 危機理論

(1) 職場はいつも危機ばかり

看護管理者であれば，危機理論をどこかで学んできているはずです。それはきっと，障害の受容促進だとか，死にゆく患者さんの理解といった場面ではないでしょうか？ 学生時代のケースレポートや，学会の事例研究発表などで，用いたことがあるという人も多いでしょう。これらは患者さんが危機を体験しています。

ところが，私たちの職場も，考えてみると危機がたくさんあるのではないでしょうか？ 患者さんが急変した，急に誰かが休んだ，緊急手術，医師が急に怒鳴り込んできた，などと，予期せぬ事態の連続です。そこで，これらを危機ととらえて，少しでもうまくやり過ごすために，危機理論をおさらいしてみましょう。

(2) 危機理論──フィンクを用いて

危機理論は何種類もあります。ここで取り上げるフィンク（Fink SL）の危機理論は，脊髄損傷患者を対象とした研究から導き出されたものです。その他には，キューブラー・ロス（Kübler-Ross E）が死にゆく患者の受容過程として示しています。それぞれ違いがあるのですが，看護師が事例分析などに比較的多く引用しているフィンクの危機理論をここでは紹介します。

フィンクは，危機が起きるとまず衝撃の段階になり，次に防御的退行の段階，そして承認の段階，最後に適応の段階に至るとしています。脊髄損傷患

フィンクの危機理論

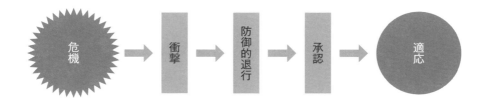

者を例にあげると、損傷によって元通りの生活に戻れないことが告げられると衝撃を受けます。その後、周囲に感情をぶつけたり、できることなのにもかかわらずやろうとしなくなったりする行動が見られ、これが防御的退行と考えられる時期です。そして、時間の経過とともに、足が動かないけれど車いすを使えばトイレに行ける、などと徐々に状況を認めるようになっていきます。これが承認の段階です。とはいえ、なかなかすべてを受け入れるのは難しいのですが、さらに受容が進むと、これからのことを建設的にとらえ、職場復帰を考えられるようになるなどの変化が生じます。これが適応の段階と考えます。

　私たちの職場でも、配置転換などで危機といえるほど深刻な反応を示すことがあります。配置転換になった部下が、初め「うそ〜、信じられない」と驚き、その後数日間、感情が不安定になって、同僚にいつもより厳しい言葉を使ったり、愚痴をこぼすことが多くなったりします。そうしているうちに異動の日になってしまうのですが、異動先でも新しい師長に「私、希望ではなかったので」などと不満を訴えることがあります。まだまだ防御的退行の

部下の思いを危機理論で理解！

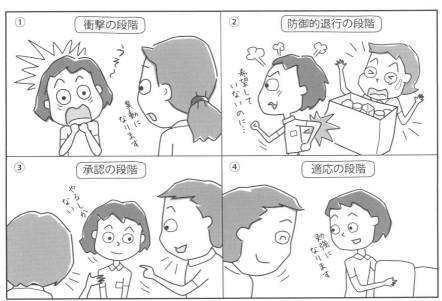

段階のようですね。しかし,新しい職場で周囲から指導を受けるにつれて,「今さら戻れないから覚えるしかない」などと承認し始め,6か月もすると「前の病棟ではこれは経験できなかったので,勉強になります」などと,適応の段階だと考えられる行動に変化していきます。

このように,部下に危機が訪れたとき,部下が危機を乗り越えていく過程を理解するために,この理論を活用するとよいでしょう。

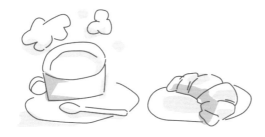

> **column**　挨拶：名刺入れの使い方

　みなさん，名刺入れをお持ちでしょうか？
　名刺入れを出してみて，名刺入れに名刺がどのように入っているか，点検してみてください。

　スタンダードな名刺入れには，名刺を入れるポケット状の部分と，それを覆うカバーの部分があります。このポケット状の部分の底側を下にして，名刺入れをのぞいてください。名刺はどのような向きで入っていますか？

　底側を下にしたとき，名刺の下側と名刺の底側が一致していますか？
　底側を下にすると，名刺の上側が底側になっていますか？

　名刺入れの底側に名刺の上側が入る，つまり，名刺入れと名刺が逆向きになるのがお勧めです。このようにして入れると，名刺を取り出して相手に差し出す動作が，綺麗な所作でできますよ。
　ちなみに，ポケットが2つある場合は，厚みのあるほうに自分の名刺，薄いポケットのほうにいただいた名刺と分けるとよいそうです。

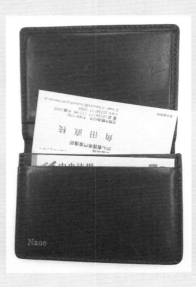

9 ストレスに付き合うには コーピング理論

(1) 危機ほどではないけれど，ストレスに適応することも大事

　危機というほどではないけれど，ストレスと感じること，それは山ほどあると思います。ストレスといっても，すべて悪いわけではなく，ストレスが人を育てることもありますが，それでも日常場面では，困ったとか嫌だなと感じることをストレスと呼ぶことが多いでしょう。

　このようなストレスにうまく適応しようとするときに使うのが，コーピング理論です。これも危機理論と同様，患者さんの看護のために学んだという人が多いと思いますが，看護師自身のストレスとそのコーピングにも役立つ理論です。

ラザルスのコーピング理論

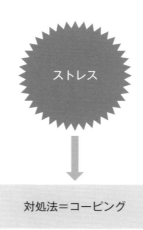

(2) コーピング行動の2種類を知ろう

　ここでは，ラザルス（Lazarus RS）のコーピング理論を紹介します。ラザルスはコーピングを「ストレスをうまく処理すること，対応すること」としました。そして，ストレスとなる因子を認知し，そのストレスに対処し，その結果を見届けるというプロセスでストレスを考えました。

　このストレスに対処するといったとき，2つの対処方法があります。

　それは問題中心型コーピングと情動中心型コーピングであり，問題中心型は，問題の原因を探し，問題解決のための行動になります。

　一方，情動中心型は，問題から生じた情緒的反応を調整するための行動ということになります。

　例えば，急に誰かが休んだということは職場にとってストレスです。忙しい業務をいつもより1人少ない人数で処理しなければならないからです。このようなときに，休んだ人の業務を迅速に振り分けるのが問題中心型コーピング，「え～，師長さん，そんなの無理～！」と大きな声で不満を言うのが，情動中心型コーピングということになります。

コーピング理論を活用してストレス管理！

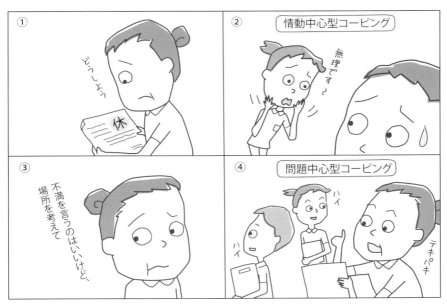

職場でストレスが加わったとき，この２つのコーピング行動を考えながら管理をするとよいでしょう。
　それから，自分自身にストレスが加わったときも，誰とどこで情動中心型コーピングをするか，よく考えてみましょう。情動中心型コーピングをしないとなかなか問題中心型コーピングに移れないことも多いものです。しかし表現の仕方によっては，周囲が困ってしまいます。上手な情動中心型コーピングを自分も使い，部下の場合もより早く問題中心型コーピングに移れるように考えましょう。

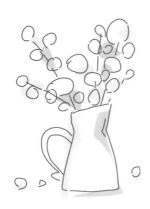

> column プレゼン：プレゼンの種類とコツ

プレゼンにはいろいろな種類があります。

- ・病棟のカンファレンスで発言
- ・病棟会での委員会活動協力依頼
- ・師長会で企画提案
- ・地域ケア担当者も交えた退院前カンファレンスで事例説明
- ・学会ポスターセッションでの研究発表
- ・看護学校の1時間の講義　　　　　　　　　　　　などなど。

これらは，聞く人の人数，聞く人の種類，説明に使用する媒体などでパターンに分けられます。このパターンによって，うまくできるコツが異なります。

- ●話だけで説明する資料を使わないなら，短い文章でつないで，できれば3分以内。
- ●Word等の資料を用意するなら，A4用紙1枚程度にまとめて，それを読み上げる。
- ●PowerPointを使用する学会発表や講義では，話と図の流れを一致させる。

大変大雑把なコツですけれど，これを目安にするだけで，聞きやすくなるはずです。

10 部署をよくしたいと思うなら変革理論

(1) 部署の業務改善のときに使える変革理論

　部署で行われている何かを変えたいと思ったとき，それは変革を起こすということです。変革という言葉だと何か大層なことのように感じるかもしれませんが，イノベーションという言葉だと，雑誌やテレビ，ネットなどで最近見かける聞きなれた言葉のようではないでしょうか？　業務改善など，職場を意図的に変えることを変革といいます。変革には変化がつきものですが，変化は意図的にかかわらなくても，自然に変わることまで含まれています。しかし，看護管理者がよりよくしようとしてつくる変化は変革ですから，それを理論で学んでみましょう。

(2) レヴィンの変革理論は3段階

　レヴィン（Lewin KZ）の変革理論は，認定看護管理者教育課程ファーストレベルでも学習しますし，同課程のセカンドレベルではそれを用いた職場の改善を実行することなどが課題とされています。それでは，この多数の看護管理者が学ぶレヴィンの変革理論とは，どのようなものでしょうか？

　レヴィンは変革を3つの段階で説明しています。まずは変化の準備段階である「解凍」，次に，新しい考えや行動を取り入れて広がっていく段階を「移動・変化」の段階としました。そして，それが定着していく段階を「再凍結」と

レヴィンの変革理論

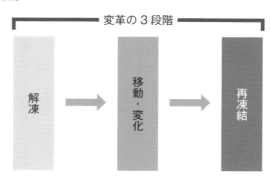

呼びました。野菜の冷凍食品を解凍して，シチューに変化させて，さらに保存用容器に入れて冷凍，つまり再凍結する，といった流れだと考えると，大変わかりやすいのではないでしょうか？

　職場の変革もこのような流れです。1人ひとりがこれでよいと思っていることを解凍し，考え方や行動を少しずつ変えて，新しいやり方を定着させるように，この3段階を意識して取り組むことをお勧めします。そうすると，すぐに変化が現れなくても，「2段階目は3段階目の前なのだから，3段階目までにはもう少し様子を見よう」などと，長期的な視点で改革に取り組むことができるでしょう。

変革理論を活用して部署改善！

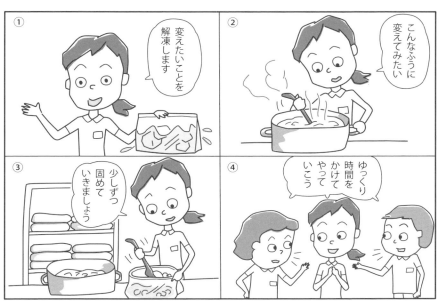

11 優先順位を決めるのは緊急度・重要度

(1) どれから片付ければわからないときのヒントは緊急度・重要度

　上司には仕事がたくさんありますが，部下から見たらどれだけたくさんあるかはわかりません。しかし，部下は部下で，自分にかかわることは早く進めてほしいと思うでしょう。反対に，上司のさらに上席者は，自分が指示した仕事を優先して取り組んでほしいと思っているはずです。多くの管理者は，上司と部下の間に挟まる中間管理者です。そのため，仕事をたくさん抱えています。そこで，それらを順序よく片付ける方法が，緊急度・重要度判定です。

(2) 救急患者の判断は仕事の優先順位の選択にも役立つ

　夜勤のときに患者さんのラウンドをどの人から回るかという判断に，緊急度と重症度を考えることがあると思います。病状が朝から比べても低下し，医師が今から DNAR（do not attempt resuscitation）の面談をするという

優先順位の把握

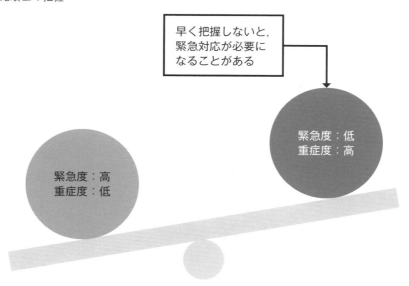

肝不全で末梢輸液1本の患者さんと，人工呼吸器と胃ろうと膀胱留置カテーテルを装着しているが，この2か月間ほとんど変化がない脳梗塞の患者さんが，それぞれ個室にいるとします。みなさんだったら，どちらから先にラウンドに行くでしょうか？

　おそらく，みなさんの答えは肝不全の患者さんでしょう。これは，患者さんを評価したときに，肝不全の患者さんのほうが緊急度と重症度が高かったということです。このように，私たちは緊急度と重症度が高い場合を最優先とします。またこの逆であれば，後でゆっくり対応ができます。

　それでは，緊急度が高く重症度が低い場合と，緊急度は低いけれど重症度が高い場合だとすると，どちらを選ぶでしょうか？　これは悩む人がいるかもしれませんが，よく考えるとわかります。それは，緊急度が低いけれど重症度が高い患者さんです。なぜなら，この患者さんの状況を早く把握していないとこの人に緊急の対応が必要になり，そうすると最優先の患者さんが1人増えてしまうからです。だから，よく言われることが「ナースコールで呼ばれる前に訪室」です。

緊急度・重要度によって優先順位は変わる！

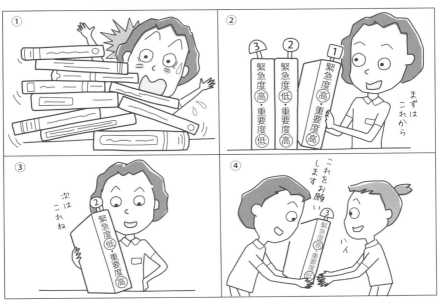

後で痰を取ってと呼ばれるなら，呼ばれる前に吸引をしますね。そうしたら，呼吸困難になってからナースコールが鳴って，慌てて駆けつけて吸引をしなくてすむのですから。

　実は，山積みの仕事も同じです。緊急度と重要度の高いものを最優先で片付ける。次に，緊急度は高くないが重要度の高いものに着手する。緊急度が高くて重要度が低いものは，できれば他の人にお願いする。そんなふうに考えると，仕事が片付いていくのではないでしょうか？

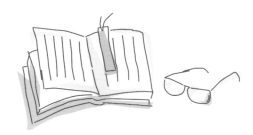

column プレゼン:報告のSBAR

医療安全の研修会でSBAR(エスバー)という言葉を教えられます。Sは状況(situation), Bは背景(background), Aはアセスメント(assessment), Rは提案(recommendation)とされています。こうやって新しい言葉として学ぶと,自分が使えるようになる自信がもてないかもしれません。

しかしSBARは,よく考えてみれば,昔の申し送りではないでしょうか?

「○○さん,熱発と痰が増加しています。経過は午後から徐々に上がり,最終16時で38.9℃です。痰は自己喀出不十分なので,15時には吸引をしました。午後のX線撮影で左下葉の肺炎があり,抗生物質が16時30分から開始になっています。今後,まだ発熱が続き,痰も多い状態が続くと思います。そのため,熱型観察,クーリング,吸引をお願いします」

分解すると,次のようになりますね。
S:熱発と痰が増加しています。
B:経過は午後から徐々に上がり,最終16時で38.9℃です。痰は自己喀出不十分なので,15時には吸引をしました。午後のX線撮影で左下葉の肺炎があり,抗生物質が16時30分から開始になっています。
A:今後,まだ発熱が続き,痰も多い状態が続くと思います。
R:熱型観察,クーリング,吸引をお願いします。

これは,夜間に医師を院外コールで呼ぶときなどでも同じでしたね。ということは,以前の申し送りをやっていた人たちは,上手にSBARができるはず。

実はこのSBAR,どんな報告のときにも,結構使いやすく,わかりやすいものです。申し送りを思い出してください。上手に要点を整理して報告してみましょう。そうすればきっと,相手も納得してくれるでしょう。

12 キャリアサイクルを考えて、おおらかに対応

(1) キャリアはそんなに早くは形成できない

シャイン（Schein EH）はキャリアサイクルを9段階に分けました。シャインの考え方を学ぶと、部下の育成をおおらかに考えられるのではないかと思います。もちろん、クリニカルラダーなどによって、比較的短期間で達成可能な目標を設定することも有効です。しかし、もう1つ、シャインのキャリアサイクルという視点を一緒にもってかかわると、部下も上司もどちらも少し肩の力が抜けるのではないでしょうか？

(2) シャインのキャリアサイクルでアラフォーがんばれ

シャインはキャリアを第1段階「成長・空想・探究段階」（0〜21歳）の次に、第2・3段階（16〜25歳）「仕事の世界へのエントリー段階」「基本訓練段階」を位置づけました。看護の世界でいえば、ここが看護師になるという時期ですね。

シャインのキャリアサイクル

第1段階	0〜21歳	成長・空想・探究
第2段階	16〜25歳	仕事の世界へのエントリー
第3段階	16〜25歳	基本訓練
第4段階	17〜30歳	キャリア初期
第5段階	25歳以降	キャリア中期
第6段階	35〜45歳	キャリア中期の危機
第7段階	40歳〜引退	キャリア後期
第8段階	40歳〜引退	衰え及び離脱
第9段階		引退

その後，第4段階（17〜30歳）「キャリア初期の段階」，第5段階（25歳以降）「キャリア中期の段階」と段々とキャリアを積み重ねていきます。第5段階では，家庭・自己・仕事の調和が課題になっていきます。

　そして，筆者が重要だと考えるのが第6段階（35〜45歳）「キャリア中期の危機段階」です。

　たくさんの部下を見ていて感じるのが，この第6段階の頃に仕事や家庭のことで悩む看護師が多いということです。悩みが大きくなると，この時期に転職や退職をすることにもつながっていきます。

　シャインはこの時期に，キャリアアンカーと呼ばれる「キャリアを選択する際の最も大切な価値観や欲求」があるとしています。アンカーとは船の錨のことですから，自分という船が落ち着くために，どの港に錨を降ろそうかと考えることです。

　仕事のなかでも，透析看護とか救急看護とか，小児とか精神とか，あるいは認定看護師になるとかならないとか，こうしたキャリアの選択に，自分が大切にするものがあるはずです。でも，これはそう簡単には見つかりません。

キャリアサイクルを考えて一歩ずつ！

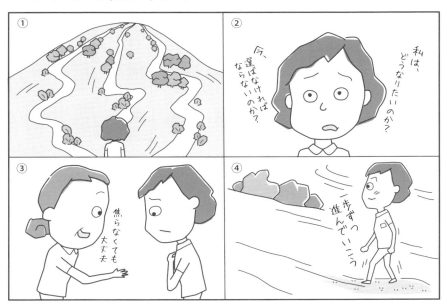

経験の幅を広げ，自分を振り返る機会に何回も出会うから，それが見つかるのです。

　そう考えると，看護師としてキャリアを積み重ねていくのに，長期的なとらえ方が必要なことがわかると思います。ですから，急がず，おおらかに見ていきましょう。

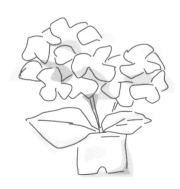

> **column** プレゼン：PowerPoint 作成のコツ

　最近，PowerPoint を使ってプレゼンをすることが多くなりました。看護部内での新しい取り組みの説明をしたり，自分の病院の活動報告を地域の関係者向けに行ったり，そして学会発表をしたり。

　しかし，ときに残念な PowerPoint を拝見します。その残念をいくつか紹介します。

①中間色や似た色（例：クリーム色の背景にライトグリーンの文字）を使うために，文字がはっきり読み取れない
　→おしゃれかもしれませんが，プレゼンは見えなければ意味がありません。
②文章が画面いっぱいで読みにくい
　→箇条書きや2行程度の短文にすると，見る人がひと目で内容が読めます。
③イラストが多い
　→内容にあまり関連しないイラストは，かえってうっとうしく感じます。
④アニメーションが多い
　→落ち着かない印象になり，文字が動く分だけ読みにくいので，特に初心者は入れないほうが安全です。
⑤説明と画面にズレがある
　→紙芝居のように説明と画面を一致させると，目と耳から情報が入って，しっかりと伝わります。

13 自己効力感を高めるには見せるのが大事

(1) やればできると思って，主体的に取り組んでほしい

　上司にとって，部下がそれぞれの課題に主体的に取り組んでくれたら，とても助かります。しかし，主体的に取り組むには動機づけが大切であり，動機づけの1つとなるのが，「自分はやればできる」という感覚です。部下が「やってもできない」と思っていれば，自ら取り組もうと思わないはずですし，いくら上司がうるさく言っても，取り組みは進まないでしょう。そして，「やらないなら休暇はあげない」というように，交換条件によってやらせようと思っても，かえって不満が高まるばかりです。

　そこで，「私はやればできる」という感覚，つまり自己効力感の知識を活用する方法を紹介します。

(2) 自己効力感とそれを高める方法

　バンデューラ（Bandura A）は動機づけについて，結果予期と効力予期という2つに分けて考えました。簡単なものとして，委員会の議事録作成を例として考えると，「書くことによって，議事録が仕上がる」という，行動が結果につながるという期待を結果予期といいます。これに対して，「議事

バンデューラによる効力予期と結果予期の関係

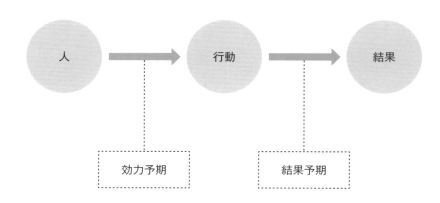

録を書き上げるまでがんばれる」という，行動がうまくいくかという期待が効力予期であり，このときの自分はがんばれるという感覚が，自己効力感だそうです。

　バンデューラによると，結果予期よりも自己効力感が高いことが，動機づけには重要だそうです。ということは，自己効力感を高めるようにすれば，結果につながるまでがんばってくれるといえるのです。

　それでは，自己効力感はどのようにしたら高められるのでしょうか？　自己効力感を高める要因として，4つあげられています。①遂行行動の達成，②代理的経験，③言語的説得，④情動的喚起です。耳慣れない言葉が並ぶとわかりにくいと思うので，わかりやすい言葉に置き換えていきましょう。①やってみたらできたという成功体験，②見ていたら，それなら私もできそうだという感じ，③言葉による励まし，④大丈夫というリラックスしている感じ，の4つです。

　これらのうち，私たちが日頃よくやるのは，③の言葉による励ましです。ところが，私たちが見落としがちの②をもっと使うとよいと思います。つま

見せれば自己効力感を高められる！

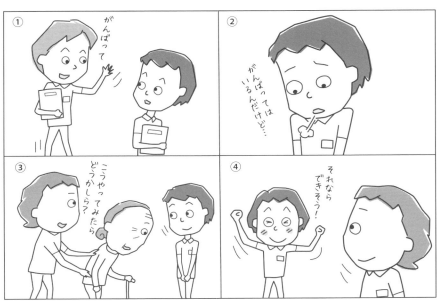

り，師長が看護師として優れた看護をやって見せるのです。そうすると，部下は「ふ〜ん，それならできそう」「なるほど，そうすればいいのか」と感じ，主体的に取り組むようになるのです。

　さらに付け加えたいのは，④のリラックスできる環境です。強制や制限などで緊張を与えることは，自ら取り組むためにはあまり効果がないようですね。

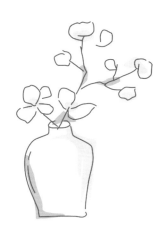

> **column** プレゼン：話す言葉と読み書きの言葉の違い

　話す言葉と読み書きの言葉の違いを意識すると，もっともっと相手に伝わるようになります。
　1つの例文を示します。

「明日の天気予報では，関東は一日中雨ですが，関西や九州四国地方では真夏日となり熱中症の危険が高まり，このような傾向は週末まで続くものと思われます」

　この文を読んでみると，意味が通じない印象ではないと思います。しかし，これを，書かれた文章を見せずに，誰かに読み上げてみてください。聞いている側は，どこで終わりになるか，話はどのような終わりにつながっているのかと，ハラハラしながら聞くことになります。つまり，聞いている人に不安を与える長さだといえます。
　それでは，話し言葉として変えてみましょう。

「明日の天気予報では，関東は一日中雨です」
「しかし，関西や九州四国地方では真夏日となり，熱中症の危険が高まります」
「しかも，このような傾向は週末まで続くものと思われます」

　このように3つの文章に分けて，1つ1つ区切ると，言葉を音だけで聞いている人は文章の終わりでホッとして，次の文章に集中できます。結果的に，よく理解しながら聞くことができるのです。
　話す言葉と読み書きの言葉を区別して使うと，相手にとってわかりやすくなりますね。

14 部署の改善計画立案には，シナリオプランニング®法

(1) とりあえずやってみたらうまくいかない，という経験はない？

　師長が部署の改善計画を考えるとき，それを実行したその先を，どの程度考えるでしょうか？　筆者は残念ながら，看護管理者の弱点の1つに，この「実行した先を考える」ということをあげたいと思います。「他の病院でやっていると聞いたから」「雑誌にうまくいったと書いてあったから」などと，どこかの成功例を安易に取り入れているように感じています。しかし，病院も，病棟も，みなそれぞれ違います。そこで，もしそれをやるとしたらどうなるか，と考えて始めましょう。とりあえずやってみたけど，うまくいかなかったということになると，結局，部下からの信頼を失うことになりかねません。

(2) シナリオを関連図の成り行きと思って考える

　シナリオプランニング®法という考え方は，企業や行政で将来起こるだろうということを複数のシナリオとして考えて，危機管理や組織改革などに用いるものです。企業や行政というと私たちとは縁遠いもののように感じますか？　しかし，私たちは，シナリオとして考えるということを，実は基礎教育で学んでいます。

　学生時代，患者さんの情報から起こるだろうことを考えて，看護問題を分

シナリオプランニング®法の考え方

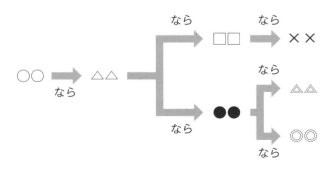

析したり，それからもしその看護をしなかったらどうなるかと予測したりしませんでしたか？　例えば，左脳梗塞→右手が麻痺→歯磨きができない→口腔の清潔保持不足→口腔内の汚染→上気道感染→発熱，というようにです。あるいは，口腔内の汚染→口腔内の不快感→食欲不振→低栄養といったコースも考えられるでしょう。このもし〇〇なら△△，□□なら××と考えるのが，シナリオプランニング®法に近いものです。

だとすると私たちは，学生の頃からやっています。これを部署の改善計画立案時などに応用するとよいのです。「もし雑誌に載っていた指導体制を取り入れるとしたら，うちの病棟だと…」と考え，誰がどのように反応するか，どのような事態が起きそうか，ということを考えます。このように考えると，もしかすると「それならやらないほうがいい」と判断できるものもあるかもしれませんよ。他がやっていることが，自分の部署にとっていいことばかりではないですからね！

> シナリオプランニング®は，株式会社グリーンフィールドコンサルティングの登録商標です。

シナリオプランニング®法で先を予測！

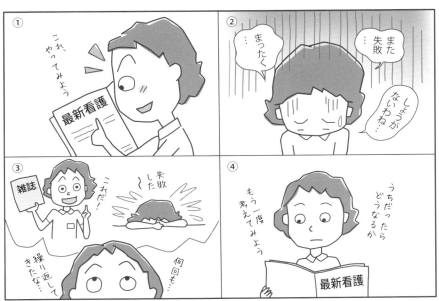

15 選択肢で迷ったら比較表で可視化

(1) 選択肢が複数あるとき，どうやって選ぶ？

私たちの周りには，やらなければならないことがたくさんあります。また，似たような選択肢もたくさんあって，そのどちらを選べばよいのかと迷うことが多いのではないでしょうか？ そのようなときに，どのようにして選べばよいのでしょうか？ 上司になると，この選んだ根拠を説明する場面もありますから，何となくとか，野生の勘ということでは部下を説得できません。そのようなときに比較表を書いてみてください。

(2) 比較表

比較表は日常生活にだいぶ浸透しています。看護のなかでは使う場面を思い浮かべられなくても，仕事以外の場面では結構よく目にしています。例えば，電化製品を購入するときに「AとBではAのほうが，電気代が1日3円お得」とか，スマホの買い替えでは「CとDでは，カメラの画素がDのほうがよい」とかは，誰もが経験しているのではないでしょうか？ その他にも，買い物，旅行，外食など，さまざまな場面で，私たちは複数の選択肢を比較して1つに決めています。

比較表

	バッグA	バッグB
値段	×	○
形	○ 好き	× まあまあ
色	○ 好き	× まあまあ
機能	○ よい	× いまいち

それでは，これをどのように看護管理に使うのでしょうか？　例えば，認知症ケアの向上をしたいとします。その方策として，「部下を看護協会の研修に参加させる」「他の病院の認知症看護認定看護師に講義に来てもらう」という選択肢があるとします。これを，参加人数，場所，費用，時期，手続き，その他などの項目で，どちらが自分たちにとってよいか考えます。そして，総合的によいほうを選ぶことにします。また，とても重要なことは，この比較表を部下に見せるということです。私はこんなふうに考えたけど，みんなはどう考えるかといったように提示すれば，これが選択プロセスの可視化ということになります。

比較表で選択プロセスを可視化！

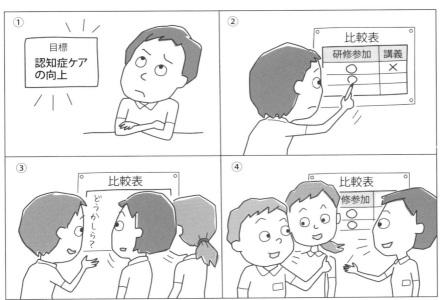

16 自分の特徴を知るためのポジショニングマップ

(1) 自分の特徴を知るとは？

　看護管理者は組織のなかで，比較的従順に仕事を積み重ねてきた人が多いように感じています。大変真面目で几帳面でしっかり者で，これは素晴らしい特徴です。しかし，変化の速い社会で連携を求められることによって，自分と他者との関係づくりが課題になってきました。

　そのようななかでは，自分の所属する組織のなかしか見ていないと，自分の特徴を客観的にとらえられないということがしばしば起こります。

　そこで，自分の特徴を他者と比較して客観的にとらえるということを，ポジショニングマップというものを使って考えましょう。

ポジショニングマップ（例）

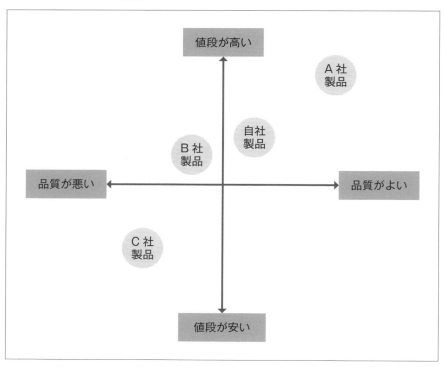

(2) 自分の特徴を知って,楽に居場所をつくろう

　ポジショニングマップというのは,企業が自社製品と市場に流通している他社製品とを比較するときに使います。紙の中央に縦軸と横軸を書き,それぞれの軸に顧客が重視している項目を2つ選んで書きます。そして,自社と他社の商品をその紙に書いていくと,自社製品が市場のなかでどのような位置にあるかがわかる,というものです。

　さて,これが看護管理にどのように活かせるでしょうか?

　例えば,師長が自分の病棟を考えます。病院にはいくつかの病棟があるでしょうから,自分の病棟と他の病棟を比較して,自分の病棟の特徴を知ることにしましょう。ポジショニングマップでは,縦軸横軸を書きますので,それぞれの軸に,部下たちが価値をおいていることを2つ選んで書きます。ここでは,縦軸に専門的な学習ができる,横軸に人間関係という2つを選んでみましょう。

　手術室やICUなどは専門的な学習ができますから,紙の上のほうに書かれます。人間関係はみなさんが考えてみてください。自分の病棟は内科病棟

ポジショニングマップで自分の特徴を知る!

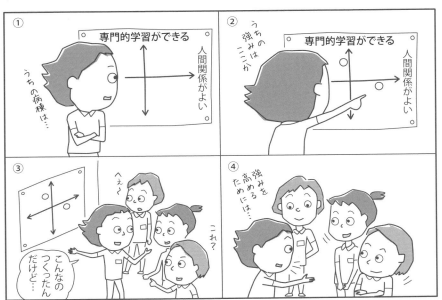

でいろいろな疾患が入り，治療期も終末期も入院するとします。そうすると，残念ながら縦軸では下のほうになってしまいます。そこで，今度は横軸を考えます。自分の病棟の特徴はとにかく人間関係のよさだと思えば，一番右側に書かれることになります。

このように，他の病棟をどんどんマップのなかに書いていくことで，自分の病棟が病院の看護師たちにどのような点をアピールできるかがわかっていくと思います。またそれにより，自分たちの強みをもっと高めようと思うことができます。

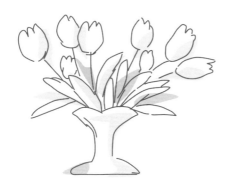

> **column** プレゼン：プレゼンの時間管理

　プレゼンテーションには，時間が明確に指定されているものがあります。例えば，学会発表で「1題7分」とか，シンポジストの発表は「1人10分」などというものです。

　このような指定がある場合は，必ずこの時間を守りましょう。このような場面では，たいてい自分の前後にも，同じように時間を指定された人がいます。時間を守らないということは，その人たちに迷惑をかけることにつながりますから，必ず時間内に終えるように準備しましょう。

　さて，それでは，どのようにしたらプレゼンを時間内に終えることができるのでしょうか？　一般的には，15分以内の指定であれば，発表原稿をつくるようにします。そして，その発表原稿の文字数は，1分300字を目安とするとよいでしょう。これは一般人の話す速度だそうです。もちろん，元来早口の人とゆっくり話す人がいますので，多少の微調整も必要です。

　7分であれば2,100字でつくっておけば，だいたいこの時間内に発表をすることができます。もし，長くなってしまったのであれば，発表原稿を見直し，重複する箇所や優先順位の低い部分を削除します。もし削除した部分を質問されそうだという心配があるのであれば，そこの質問に答えを用意して，堂々とした態度で答えればよいのです。

　「ご質問ありがとうございました。ただいまの〇〇については，□□となっています」というように，ですね。

　よく見かけるのは，たくさんの言葉を時間内に詰め込み，結果的にものすごい早口で原稿にしがみつくように読み上げる発表です。これは質問されるのをおそれたためにしているのではないでしょうか？　プレゼンテーションは聞く人へのプレゼントです。相手にわかる速さで，ときに一呼吸の間を挟むと，とても聞きやすくなります。「はじめに。●●であり，■■を明らかにすることを目的として研究を行いました」。1, 2と心のなかで数えて間を取る。「次に方法です。研究期間は××で，△△」というように，大きな項目の間に2秒入れるだけで，余裕を感じさせるプレゼンになります。

　このように発表原稿の文字数を決め，さらに10回読み上げの練習をしてから発表すると，きっと落ち着いた印象のよいプレゼンになるでしょう。

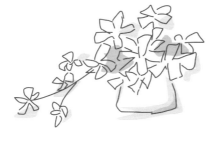

第 3 章

イラストでわかる看護管理のコツ

navigation

　筆者は看護管理者としてだいぶ長く仕事をしています。最初の看護管理者としての仕事は，訪問看護ステーションの管理者でした。現在は自分の病院で看護管理を日々していますし，加えて，認定看護管理者養成課程でも多数，看護管理について講義をしています。しかし，看護管理に対して，ほとんどの看護師はマイナスのイメージをもっていて，つらいことが多く楽しめないと思っているようです。

　毎日目の前で起きる問題は，なかなかスッキリと片付きません。そして，片付かないうちに次の問題が勃発します。解決できないことがたまってモヤモヤしたり，イライラしたりします。勉強をしたらこのモヤモヤやイライラが軽くなるかもと研修に参加しても，意外と解決に進みません。本を読んでも，「では，実際にはどうするのか？」とかえって悩みが増えてしまう人もいるようです。

　そこで筆者は，日頃から看護管理を楽しく考えられるようにと，思いついた工夫や考え方をイラストにしています。それは講義のときに使ったり，部下に説明するときに見せたりします。第1章，第2章では場面や知識を書いてきましたが，今，特に困っているのではないけれど，看護管理を楽しく考えたいという方は，どうぞここからお読みください。また，第1章から順に読んでくださった方は，第3章のイラストを見ていただくと，さらにイメージが膨らみ，実際に活用しやすくなると思います。

1 仕事ができない部下を大切に!!
——レアチーズケーキ

(1) 仕事ができない部下をどう見る?

部署で一番仕事ができない部下を見ると,この子はいらないと思いませんか?

しかし,少子化の今,この子を捨てたとき,代わりが来る保証はありません。たとえ頭数は補えたとしても,この子より優秀な人が来る可能性は少ないのです。

しかし,一番できない部下がいるということは,ビリから2番目,3番目の子もいます。最下位がいる,自分が最下位ではないという安心がそこにはあります。

最下位の人は一番ビリという見方もできますが,安心を与えている役割ももっています。

(2) レアチーズケーキで見ると…

- レアチーズケーキは3層に分かれているパターンのものがよくあります。一番上は生クリームやフルーツ,デコレーション。2層目はクリームチーズ,そして一番下にはクッキーやパイの層。
- 集団のなかの優秀さを3グループに分ける表現があります。10人の集団を優秀なほうから順に分けると,優秀:普通:優秀ではない人の比率が2人:6人:2人になるというものです。もしくは,もっとメリハリがある1人:8人:1人という言い方もあります。
- 集団の優秀さを1:8:1だとして分けたら,まさにレアチーズケーキの生クリーム:クリームチーズ:クッキーの3層とぴったり合うと思いました。つまり,集団の最も優秀な1割は生クリームに例えられ,優秀ではない側1割はクッキーになります。そして残りの8割が普通のグループです。
- さて,それではなぜ仕事ができない部下を大切にしなければならないのでしょうか? それはレアチーズケーキで考えてみればわかります。レアチーズケーキは,一番下層のクッキーの部分が重要なのです。そこがなければ形を維持することもできないし,切り分けることもできません。それ

だけクッキーの部分は大切です。もしクッキー部分を取り除いたら？　と考えてみてください。
- そうすると，クリームチーズの部分がお皿についてしまって，全体の形が崩れたり，美味しいクリームチーズ部分を失うことになってしまいます。もう1つ大切なことは，レアチーズケーキの味の質は，この8割のクリームチーズで決まります。だから，普通というグループに属する8割の職員がその集団の質を表しているととらえることをお勧めします。たくさんの普通の看護師が，その集団の看護の質を表しているのです。どのグループもみな，大切な職員ですね。

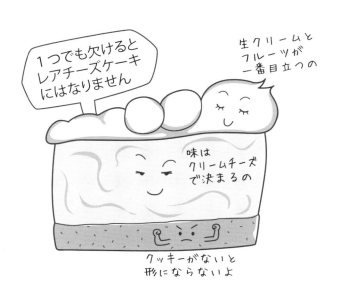

> column **自分の管理：やることリスト**

　やることがいっぱいあるとき，どれからやればよいかと迷いませんか？または，やり忘れたことはないかと心配になりませんか？

　このようなときはお仕事のやることリストをつくってみましょう。これはいわば，チェックリストです。スケジュール帳などに書いておくと，さらに日程の管理もできます。

　例えば，表のようにです。

9/1	9/2	9/3
□委員会議事録作成 □施設課に修理依頼 □山田さんレポート　返却	□学会参加申し込み □勤務表仕上げ	□当直入り前に学会　参加費振込み

　最近では，チェックリストの形になった付箋紙も販売されているので，これらを手帳に張っておくのもよいですよ。

2 変えるには賛成者を少しずつ増やす
―― オセロゲーム

(1) みんながなかなか賛成してくれない

　何かを変えようとか，1つのことを周知しようと思っても，なかなかみんなで一致できないと思いませんか？

　職場にはたいていたくさんの人がいます。訪問看護ステーションなどでは職員が看護師数名ということもありますが，少ないからといってすぐに一致できるわけでもありません。ましてや，急性期病院の病棟では1つの部署の看護師が30人にもなることもあり，それは大変難しいことです。

　そのようなとき，短時間でみんなが合意するということを目指すのはかなり困難です。緊急な案件でないのであれば，計画的に少しずつ納得してもらうという方法を取るとよいでしょう。

(2) オセロゲームをイメージして反対派を攻略!!

- オセロゲームは，四角い板の中央に白2つ・黒2つの石を置き，交互に自分の色の石を置いて，最終的に石の数が多いほうが勝つというとても単純なゲームです。きっと誰もが一度はやったことがあるはずです。
- ゲームに勝つには，相手が次にどこに石を置くか，そうなると自分の石をいくつ失うかと考え，自分の石の置く位置を考えます。自分より上手な人と対戦すると，ふとしたところで，次々と石を相手の色に変えられて，あっという間に負けてしまいます。ところが，自分のほうが上手だと，相手の手の先の先まで読んで，途中は自分の石が少ないとしても，一気に切り崩す石の置き場所を読みながら，ジワジワとその方向へもっていくでしょう。
- 仕事で相手に理解や協力を求めるのも，オセロゲームだと思えば気持ちが楽です。自分と異なる意見をもつ人のうち，最も簡単に理解してくれそうな人を選んで，協力を求めます。もちろん，相手の気持ちも少しは汲みながらです。ここが，相手の石を変えても，次には自分の石が変えられるというオセロの進み方と似ています。
- しかし，オセロの勝てそうなゲーム展開では，あの角を取ったらあの一角は大丈夫というステップがあるでしょう。そのときのように，この問題は，

あの人が賛成してくれたらあの集団は大丈夫，という人物がいるのではないかと思います。その人に向かってジワジワと理解者を広げます。
- そしてあるとき，鍵を握る人の賛成を取り付ければ，後は全体がうまくいく。つまり，自分の勝ちということになります。仕事で関係者の賛成を取り付けるのは勝ち負けではありませんが，オセロゲームの駆け引きをイメージすると，反対派の考えを受け入れつつ，賛成派を少しずつ増やせばよいことがわかると思います。

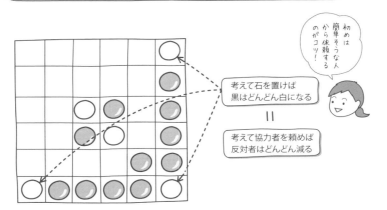

3 部下1人ひとりの能力が違う
——おちょことジョッキ

(1) どうしてできないの？ と思う部下がいる

　部下の能力や仕事ぶりは，年齢や経験に従って向上するとよいですね。ところが，決してそのようにうまくいかないことを，どの職場も上司も知っていることでしょう。経験が2～3年でも，仕事の仕方が上司から見ても患者さんから見ても好ましく，大変将来が楽しみだという人もいます。そうかと思えば，あなたの立場でこの仕事ぶりでは後輩のモデルにはならないというベテランもいて，上司にとっては悩ましい存在です。

　こうした年齢や経験と成長が一致しないとき，上司はなぜこうなんだと疑問が膨らみ，しかし現実には助言や指導の反応も乏しいことが多く，上司のイライラは募ります。このようなとき，部下をどのように考えたらよいのでしょうか？

　そこでここでは，部下1人ひとりの能力を4つのカテゴリーに分けて客観視する方法をお知らせしたいと思います。細かい評価項目によるのではなく，大雑把にとらえるというのもときに重要です。上司がたくさんの職員を見てきたなかで野生の勘でとらえているその評価が，評価という点では正しいことも結構あるのではないかと考え，紹介します。

(2) おちょこ・湯飲み・ジョッキ・たらい，あの子はどれ？

- 早速ですが，よく私たちが言う「キャパ」の大きい小さいというのは，何を表しているのでしょう？　複数の上司で1人の部下の「キャパ」について意見交換をすると，みんなが同じような評価をするというときがあります。そこでまずは，この漠然とした言葉である「キャパ」を絵にしてみましょう。
- 「キャパ」をまず4つに分類します。小さいほうから大きいほうに向かって4段階としました。そしてそれぞれの呼び方を，「おちょこのへた（高台）」「湯飲み」「ジョッキ」「たらい」と呼びます。そしてその違いとは，そこに入る水の量です。「おちょこのへた」には1mL，「湯飲み」には100mL，「ジョッキ」には500mL，「たらい」には10Lでしょうか？

- この4つの食器・容器とそれに入る水の量をイメージして、部下の「キャパ」を考えて当てはめていきます。すると不思議なもので、複数の上司がとらえる評価はだいたい一致しています。複数の上司が一致する評価であれば、その評価は適切なものだといえるのではないでしょうか？　こうして、年齢や経験年数というバイアスを取り外して、1人ひとりの能力を考えるのには役立つのではないかと考えます。
- ちなみに、認定看護師教育課程に入学したいと希望してきた人がいたら、みなさんはどのレベルであれば賛成しますか？　筆者がこれまで師長たちに尋ねたところでは、「ジョッキ」という答えが多かったです。しかし、筆者は「湯飲み」の段階であれば賛成することにしています。認定看護師教育課程では、湯飲みの下に足をつけてくれて、「ワイングラス」のようになります。つまり、終了すると高さはジョッキと同じくらいになるでしょう。そこから「ジョッキ」のようにたくましくするのは、職場の上司の役割だと思っています。認定看護師になってからもどんどん成長しますからね。

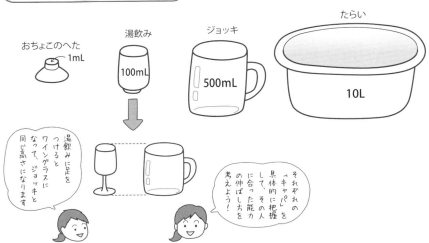

部下の能力は1人ひとり違う！

4 交渉は段階を経て
——ゴルフコース

(1) 面倒な交渉はどのようにすればよい方向にいくのだろう？

　何かの交渉やプロジェクトを進めなければならないと思うと，いったいどこから手をつけていけばよいのかと途方にくれることがあります。目標を達成するためにすることがたくさんあるし，関係者も多くてなどと考えると，それを進めることがとても負担になりませんか？

　このようなときに，よくテキストなどには，長期目標が決まっていれば，その目標を短い期間に区切っていくつかの短期目標にすればよいと書いてあるものがあります。しかし，この思考は看護管理者にとって，あまり簡単ではないようです。そもそも，目標を立てるというのが，どうも気持ちの負担になるようです。

　それでもやはり，短期目標を決めて，それを1つずつ達成していくことが，大きな交渉やプロジェクトの成功には不可欠です。それでは，この長期目標と短期目標をどのようなイメージで理解するとよいのでしょうか？

　ここでも，身近なものを使って，少しずつ目標に近づくことを考えてみたいと思います。その身近なものとは，ゴルフコースです。筆者はゴルフをやったことはないのですが，試合のテレビ放送などはときどき見ます。この程度の知識でも，きっとイメージはつくれると思います。

(2) PAR5のゴルフコースだと思って進めよう!!

- ゴルフコースはたいてい18ホールあり，これは旗が立っている穴（ホール）が18個あるということです。そしてそれぞれのホールには，何回打って穴に入れるという基準が決まっていて，それがPAR（パー）いくつという言葉で表されるそうです。ということは，ゴルフの試合では，長期目標は18個の穴にボールを入れて，しかも規定の数かそれ以下で入れることを目指します。しかし，1つ1つのホールでも規定の数以下で入れられれば，最終的な目標が達成できます。つまり，短期目標は1つ1つのホールだと考えます。
- 1つ1つのホールは，形や長さが違います。途中に林があったり，池があっ

たりするかと思えば，そのホールの穴がスタート地点から見えるものも見えないものもあるようです。だからゴルファーは，各ホールで，まず一打目をどこに打って，二打目はどこまで伸ばして，などと考えて打つそうです。

- こうやってちょっとずつ目標に近づいていく方法は，他にもいろいろありますね。例えば，子どもの頃に遊んだ「だるまさん，ころんだ」でも，少しずつ進んで鬼にタッチします。次の掛け声でどこまで進むかと考えながら，鬼に近づいていきます。

- こうやって，まずはここまで進んで2か月，その次はもう少し進めるのに3か月。このようにして区切って考えれば，1つ1つの区切りは何とか達成できるのではないでしょうか？ そして，一打目で思うようにならなければ，そこからまた修正すればよいのです。林に入ってしまったら，二打目は林から出すだけを目標にするというように修正します。物事はまっすぐ計画通りに進まないことも結構ありますから，旗の下の穴に向かって，1打ずつ考えて進みましょう。そうしていけば，いつの間にかPAR5は5打で終えられるかもしれませんし，18ホール終わってみると，意外に予測より少ない打数で終わっているかもしれませんよ。

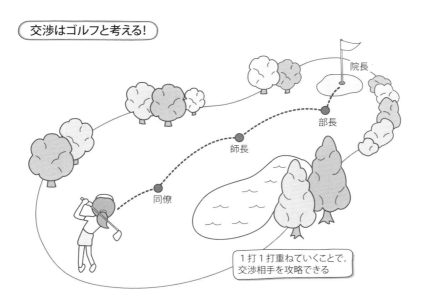

交渉はゴルフと考える！

1打1打重ねていくことで，交渉相手を攻略できる

5 目標管理はおしりから考える

(1) 目標を立てても，いつも達成できない

　部署の目標にしても，個人の目標にしても，目標は立てるのだけれどなかなか達成できないということがあります。そもそも目標を立てることに，私たちはあまり慣れていないようです。とはいえ，学生のときに，看護過程の講義で「看護目標は5W1Hで表す」と習っているはずなのですけれどね。

　多くの看護師が，実は患者さんの看護目標をさほど重視していません。それは，目標とする日程の期限は病状や治療内容によって変更になることも多く，看護師がそこに関与していく感じがあまり実感できず，苦手意識になっているからではないかと考えています。それでも目標を決めると，いろいろなことが解決していきます。

　いくら目標管理に苦手意識があったとしても，目標は立てられます。簡単に目標が立てられる方法は，次のようなことです。

(2) 目標はおしりから，力を抜いて考えるとうまくいく

- 目標に重要なのは，最終的に仕上げる期限です。職場で決めている目標管理のシステムの場合であれば，上半期にどこまで，年度末でどこまでというように，おしりが決められています。しかし，職場で決められた目標管理は，目標管理に慣れていない人にとってはとても負担感になるようです。
- そこで，目標管理が上手になるには，まず簡単な，しかも楽しいことから目標管理を練習しましょう。例えば，夏休みの家族旅行とか，車の買い替えなど，楽しいものをイメージします。これらは，実はもう目標管理をして達成した経験を，多くの人がもっています。つまり，目標管理はプライベートのときにはできている人が多いのです。
- ですので，プライベートのように考えます。まず，「○○ができるといいな」と考え，とりあえずそれを達成する期限，つまりおしりを考えます。そうすると，「△△までに，○○ができるようになる」という文章になります。このおしりから考えるというときに大切なのは，力を抜いて考えることです。こういっては何ですが，排便も怒責するよりもリラックスしないと，

出るものも出ませんからね。
- 力を抜いて考えるということをもう少し説明すると，まず大切なのは，たぶん達成できそうな簡単な目標を立てるということです。目標を予定より早めに達成したら，嬉しくなります。そうしたらまた次の目標を立てればよいだけですから，簡単に達成できそうな目標を立てることは，また次の目標を立てやすくします。そして，次に大切なのは，達成できなければ，それでもよいと思うことです。これは達成できなさそうだと思ったら，そのときに目標設定を考え直せばよいので，それはそれで学びになると思うことです。こうして目標管理を，気持ちを楽に，おしりを考えて，経験していってほしいと思います。

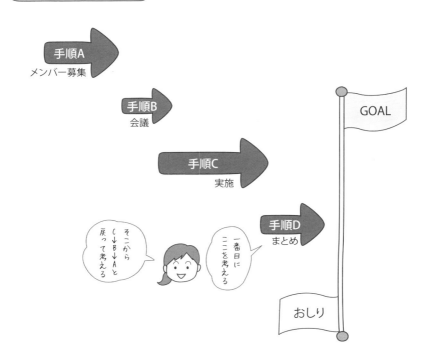

6 物事は右肩上がりでなくてよい
── 階段の踊り場

(1) うまくいっていたはずなのに，最近停滞

　順調にいっていたはずのことが，なぜかうまくいかなくなることは多々あります。うまくいかないときには，困ったことが次々と起きたり，できていると思っていたことが実はできていなかったりしたことが発覚したりして，たいていはガッカリします。

　そうすると，これまでやってきたことが無駄だったかのように感じて，今，目の前に起こっていることに取り組んでもうまく処理できないような感じになります。職場というのは，たいてい困ったことが起こりますし，上司という立場はその報告を聞き対処する立場ですから，いつまでも落ち込んでいるわけにも，何も行動しないわけにもいきません。

　それでは，このようなときに，どのように考えたら，この状況から脱することができるのでしょうか？

(2) 長い階段は踊り場があるから昇っていける

- 職場では日々何かが起こり，その毎日がず〜っと続きます。そして，仕事というのは長い間続きます。さらに看護の職場では，それが患者さんの生命に直結したりするので，一瞬も待てないほどの迅速さを求められたりもします。こうした緊張と不安を感じる職場が多いのですから，それを長く続けることにはそれなりの苦労があります。

- だとすると，この緊張と不安がある職場を長く続けるための対応策が必要になります。みなさんは東京タワーを歩いて昇ったことがありますか？階段は長く続き，大展望台（150m）まで上がれるのですが，一気に昇ろうと思ったらかなり疲れますよね。東京タワーでも筆者は無理だと思っていますから，スカイツリーや富士山に登る人を筆者は心から尊敬します。

- さて，たとえ東京タワーであっても，高く長く続く階段を休まずに昇ることは非常に負担があります。最終地点の頂上まで昇り続けるには，休息できる踊り場が必要です。つまり，踊り場は階段を長い間昇り続けるための重要な場所なのです。踊り場があるから，呼吸を整えたり水分を補給する

ことができ，一緒に昇る人と励ましあったりもできるのではないでしょうか？

- 仕事の話に戻しましょう。順調に進んでいたことが停滞してしまうと，私たちはこれを悪いことだと受け取ってしまいがちです。しかし，物事をもっと長く進めたり，もっと高いレベルまでもっていこうとしたら，踊り場が必要です。一時期停滞しても，これをがんばってきたことを認めて励ましあったり，進めるスピードを止める代わりにみんなで元気になることを取り入れたりすればよいのです。この踊り場を活かすことで，ここから先の階段も，きっとみんなで昇っていけることでしょう。

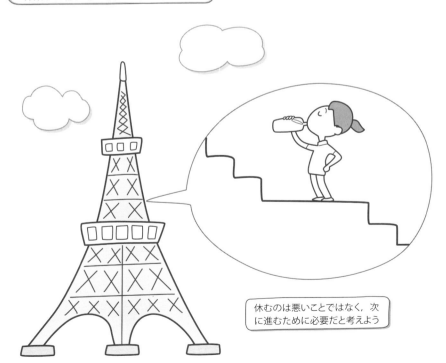

階段の踊り場を使って少しずつ…

休むのは悪いことではなく，次に進むために必要だと考えよう

7 部下のキャリアを一緒に考える
──トーナメント

(1) 部下にやりたいことを聞いても、わからないと言われ…

　部下と面談していて、目標設定を助言したり、これから向かう方向性について相談に乗る場面がありませんか？　このようなとき、「やりたいことは何？」と尋ねても、「別にありません」という人が結構大勢います。それどころか、もしかすると師長でも、部長に尋ねられて、「私、特にないんです」と答える人もいるかもしれません。

　このように、将来やりたいこと、目指すことを、答えられない人は部下でも管理者でもたくさんいます。しかし、上司の立場で部下と面談すると、「お互いにやりたいことはないわよね」と慰め合うだけというわけにはいきません。

　それでは、部下の目標設定や将来の方向性に、どのような助言の仕方をするとよいのでしょうか？　このようなときに私が勧めるのは、トーナメント方式（消去法）です。

(2) やりたいことはトーナメント方式（消去法）で選ぼう

- やりたいこと、選びたいことを1つに決めるというのは、意外と難しいものです。日常的には、今日の昼食に何を食べようかとコンビニに行っても、なかなか決まらないという経験を多くの人がしていると思います。「おにぎりもいいけど…。野菜を取るにはお弁当かな？　いや、それよりもサンドイッチとサラダか？　でも、今日は忙しくなりそうだから、麺類のほうがいいかしら？」と、悩むことがありますよね。

- このようなとき、消去法で選ぶほうが実は簡単です。昨日麺類だったから麺類はやめるかとか、朝もパンだったからやはり昼はパンはやめるか、などと消去法は意外と役立ちます。昼食のメニューはもちろん、将来の方向性にも消去法は役立ちます。しかも、2つの候補のなかで消去していくと、とてもわかりやすいと思います。

- 例えば、3年目の看護師と師長の面談を考えます。将来の方向性を尋ねても、3年目の看護師はまだ何も決まっていないと答えたとします。そのよ

うなときに,「今の病棟を続けるのと,他の分野の経験を積むのでは,どちらかというと嫌なのはどれ?」と尋ねます。もちろんその場で答えられないことも多いので,これを宿題に出します。こうすると,少なくともこの2択では選べるのではないでしょうか?

- つまり,高校野球の甲子園のように,1つずつ対戦相手に勝っていく,最後まで残ったチームが優勝というトーナメント方式をイメージするとよいと思います。先ほどの3年目の看護師ですが,答えはこのようになるとします。「この病棟にもいたいけれど,他の経験も必要かと考えました」。この言葉を聞いたら,ここからも消去法です。集中と一般ではどちらが興味がない? 外科と内科でどちらが好みではない? がんと非がんではどうかしら? このように話していくと,きっとやってみたいことが絞られていくことでしょう。

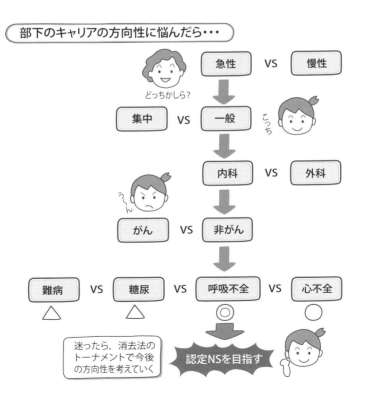

8 「そんなの公平じゃない」と言われたら
―― 動物園の柵の前

(1) 仕事の割り振りが公平じゃないと言われる

ある部下に仕事を頼んだら,「私ばかりに頼んでひどい。公平にしてください」と不満を言われました。こんな場面はよくあるのではないでしょうか？ 筆者自身も師長に何かの役割を依頼するとき，同じように言われたことがあります。

仕事を頼む上司の気持ちは，その人なら適任だと思って頼みます。おそらくその人はその仕事をやりさえすれば，きっとよい結果につなげてくれるでしょう。ところが，引き受ける段階で，部下から公平ではないと反対されました。このようなときはどのように考えたらよいのでしょうか？

実はこの「公平」という言葉は，「平等」という言葉とよく間違って用いられます。確かに，「公平」と「平等」を区別するのは難しいようです。また区別できないような場面もあります。ここでは「公平」と「平等」を区別して，スタッフと共通理解できる方法を示します。

(2) 平等と公平を動物園の柵で考えよう！

- 家族で食べるクリスマスケーキを切り分けるとき，みんな同じ大きさに切りますか？ この答えには，「はい」と「いいえ」の両方の人がいます。家族が高校生2人と両親だったら，大抵みな同じ大きさに切り分けます。しかし，両親と幼稚園児と3歳児だったら，みな同じ大きさに分けるでしょうか？ きっと両親は大きく，3歳児には少しにするのではないでしょうか？

- この違いは何かというと，前者の家族はみな食べる力が同じであり，後者の家族は食べる力が親と3歳児では異なるという違いなのです。この食べる違いを加味して分けるのを「公平」，食べる違いを考えず同じ大きさに切るのを「平等」だと考えるとよいと思います。つまり，ケーキを美味しく食べ終わるという機会を同じように与えるのを「公平」，同じ量に分けるのを「平等」と考えます。

- 別の例として，動物園の柵を考えてみましょう。パンダを見たくても，柵

が高かったら父親にはパンダが見えても、幼稚園児の弟には見えません。小学生の兄は何とかパンダが見えるのですが、パンダのいる場所によっては見えなくなってしまったりします。このようなときに、小学生と幼稚園児の両方にそれぞれの高さにあった台があれば、みんなパンダを見ることができます。同じ高さから見せるのが「平等」であり、それぞれがパンダをゆっくり見る機会を得られるように高さの違う台があるというのが「公平」です。

- 人は1人ひとり、もっている能力が違います。その能力の違いを加味せず、同じだけの仕事を与えるのが「平等」です。しかし、能力の違いに応じて、能力を適切に発揮できる機会を同じように与えるのが「公平」です。そのため、能力の高い人にはより高度な仕事を与えることが「公平」なのです。筆者はこのことを相手にも説明し、「あなたはここが優れている。だからこの仕事を任せたい。他の人よりも多いかもしれないが、それだけ力があると考えている」というような話をします。そうすると、多くの部下は仕事を引き受けてくれます。これは上司としてはとてもありがたく嬉しいことです。

公平にしてと言われたら…

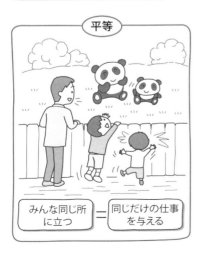
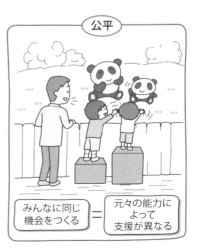

9 複数の選択肢は比べて考えよう

(1) どちらを選んでいいのか迷う

　選択肢が複数あるときは，どちらを選べばよいのかと迷うことがよくあります。今年度の安全対策委員をAさんにしようかBさんにしようか。自分自身も担当する委員会を，褥瘡対策委員会にしようか，記録委員会にしようか。来年度の購入希望物品を，洗浄機にしようか，冷蔵庫にしようかなどと，いくつかの選択肢のなかから1つを選ぶ場面は多いですね。

　このようなときに，選択肢を選び，かつなぜそれを選んだのかが明確になる方法があれば，助かります。自分自身も気持ちがスッキリしますし，それを部下や他部署の人に説明するときにも伝えやすくなります。そうしたら，きっと聞いてくれる人たちももっとわかってくれるに違いありません。

　それでは，複数の選択肢のなかから1つを選ぶとき，自分も周りも納得できる方法を考えてみましょう。

(2) 商品比較なら，私たちは慣れています

- 私たちは仕事を離れたプライベートでも，複数の候補のなかから1つを選ぶという場面が数多くあります。今晩の夕食のメニュー，次の休日の過ごし方，冬のボーナスの使い道，部下の結婚式に着ていく洋服というように，日常を振り返ってみると，私たちはいつもいつも選択をしているということに気づきます。それでは，日常の選択ではいったいどのように選択をしているのか，もう少し細かく振り返ってみましょう。

- 例えば，古い洗濯機から新しい洗濯機に買い換える場面を考えてみましょう。新しい洗濯機に求める条件はどのようなものがあるでしょうか？　値段，洗える容量，乾燥機能の有無，ドラム式か縦型か，色，メーカーなど，買う人によってこの条件は違うでしょう。それでは，筆者が洗濯機を買い換えたときのことを紹介します。筆者はまず第一に，洗える容量は7kg以上がよいと考えました。それから大型の家電量販店に行くと，商品がいくつも並んでいて，さすがに迷いました。そこで，筆者は自分が求める条件を頭のなかに思い浮かべて考えました。

- 乾燥機能の有無では無し，ドラム式か縦型かでは縦型，メーカーは国内メーカー，色はどれでもよし，それから値段は〇万円以下。こんなふうに，日常の商品比較であれば，結構誰もが選択しているはずです。しかも，だから私はこれにしたという明確な選択の理由，判断があるはずなんです（もちろん，日常生活のなかではどちらでもいいやという選択も山ほどありますけれど）。

- 日常の選択，特に商品比較のプロセスを応用して，仕事での選択も考えればよいのです。ここでは，自分が担当する委員会を選ぶ場面を考えてみましょう。例えば，褥瘡対策委員会と記録委員会を比較します。比較の条件を何にするかをまずは考えます。委員会の日程，これまでの委員会経験，委員会のメンバーでよく知っている人の人数，委員会の業務内容への関心とあげてみました。委員会の日程では差はなく，委員会の経験では褥瘡対策委員会であれば3年目の継続となります。委員会のメンバーではやや褥瘡対策委員会のほうが知っている人が多いです。でも，自分の関心としては記録を何とかしてみたい。特に記録の時間短縮。このように考えて，私は師長会で発表しました。

「褥瘡対策委員会は3年目になってやりやすいのかもしれませんが，今年

複数の選択肢は比べて考えよう！

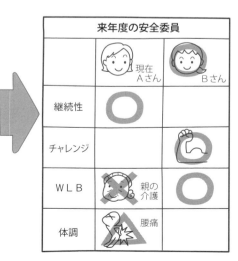

は記録の短縮に取り組みたいので，記録委員会を担当したいと考えます。それにあまり委員会で一緒にならなかった看護師との出会いも楽しみだと考えます」
- いかがでしょうか？　自分もスッキリし，聞いていた他の師長も賛成してくれそうではないでしょうか？

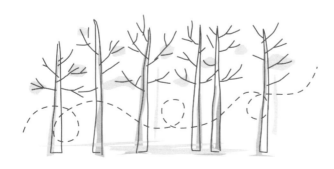

column **自分の管理：タイムキーパーをつくる**

　仕事をたくさん抱えていて，さらに新しい割り込み仕事があると，その他の仕事の期限を忘れてしまうことがありませんか？　例えば，今日の13時が院内行事参加者のリスト提出締め切りだったのに，11時頃に急変した患者さんの家族が12時に到着し，それから行う医師の説明に他の看護師の手があかず，自分が同席することになった，というようなものです。説明が終わったら，すでに12時55分。

　多忙な病棟業務では，このようなことが頻繁に生じるでしょう。このようなとき，誰かにタイムキーパーを頼んでおくのも1つです。お仕事リストに提出期限を記入しても，それでも忘れてしまいそうなときは，誰かに声をかけてもらうという別の対策も備えておきます。

　このタイムキーパーは，単純に日程と内容について声をかけてくれればよいので，病棟クラークさんとか，若手のスタッフも適任です。または，言われたことを確実にこなすタイプの人にお願いしておきます。

「川上さん，悪いけど，私，仕事を忘れそうだから，声をかけてもらえる？」
「木曜日の朝，私に，行事参加者リストはできたかと声をかけてくれる？」

　このようにしておくと，頼まれた人はこれを忠実に実行してくれます。そうすると，お尻を叩かれるようなものなので，自分の予定表に書いてあるだけよりも，完了につながりやすいと思います。

10 展開を予想するには，たられば，たられば

(1) 行動の先にこんな展開になるなんて！

　病棟で病棟担当の医師から，看護師のインシデント報告に対して，「こんなことじゃ困るよ」と頭ごなしに言われてしまいました。

　その日は朝からスタッフの1人が子どもの発熱で休むし，薬剤師が相談したいことがあると言ってくるし，何だか落ち着きませんでした。そのさなかに，看護師がライン抜去の報告をしてきて，しかも同じ患者さんで同じ看護師が，昨日も同じことをしていました。普段はあまりこの時間に来ない病棟担当の医師が，今日に限ってたまたまナースステーションにいたのがよくなかったのでした。

　おかげで，こんなことでは困ると言われ，もちろんそれは確かにその気持ちもわかると思いました。しかし，「師長さん，いい加減にしてよ。こっちだって忙しいんだから，仕事増やさないでよね！」と続けざまに言われて，ついこちらも腹立たしくなってしまいました。

　「あなたの部下の若手医師が，患者さんへの説明が苦手で，いつもその後の怒りを受け止めたり，気分を害した患者さんの気持ちをとりなしたりしているのは誰だ！」という感情がこみ上げてきてしまいました。そしてつい，「それなら先生も，余計な苦情を増やさないでください」と言い返してしまいました。「あっ，そう」と言ってその医師はいなくなりましたが，20分後，私は看護部長に呼び出されて聞かれました。「あなた，病棟で何したの？」。なんで，こんな展開になってしまったのかと，ガッカリ…。

(2) 展開予想には，たらればを使おう！

- 「たられば」とは，「〜したら，…」「〇〇すれば，△△」などと言って，物事を慎重に考え過ぎたり，やらない理由を並べるときなどによく使われる言い方ですね。病棟でも，例えばこんなやりとりはないでしょうか？
- 緊急入院の依頼に対して，やりたくない気持ちの強い看護師が，「その人を受けたら，他の患者を観察できません」とか，「もしそうなったら，転倒転落を予防できないです」と言ったり，「うちより空床の多い病棟が受

ければ，そのほうが安全ですよ」などと言うことはないでしょうか？　このようなとき，緊急入院を受けなければならない師長は「『たられば』を言っていても仕方ないから，受けましょう」など，「たられば」を使いますよね。

- このように「たられば」とは，事実とは異なる仮定をする，あまり意味のないことに使われることが多いのですが，しっかりと分析する「たられば」が大切ではないでしょうか？
- 先の場面だと，「ここで私が言い返したら，この医師がキレるかもしれない」「しかし，この医師はとても怒りが強くなったら，上席者に苦情を言いに行くに違いない」「もし行くとしたら，この医師は看護部長に直訴するかもしれない」「そうすれば，看護部長も事実確認のために，きっと私を呼び出すだろう」「そうしたら，それでなくても慌しい始まりで，ひどい日になりそう」などと考えてみてください。もう1つ，「私と医師が言い合いをしたら，部下は気まずくなるだろう」という想定もできますね。

判断の展開を予想するには，たられば

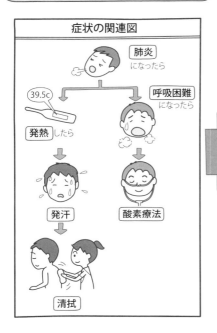

症状の関連図

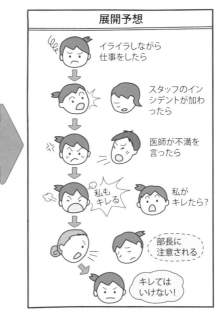

展開予想

- 今度は逆の「たられば」です。「医師の困るよの言葉に対して，もし申し訳ありませんという言葉で受けたら？」「その上で，落ち着いてライン抜去の原因を分析したら？」「さらにカンファレンスで対策を検討すれば？」と考えたら，どうでしょうか？　きっとスタッフは，師長のストレスマネジメント力に感心するのではないでしょうか？
- 「たられば」を，展開を予測するために使うと，行動のその先を考えることができます。そして，うまくいかない展開となる行動を避け，うまくいきそうな展開を選べば，きっと部下は安心し，師長に信頼を寄せると思います。

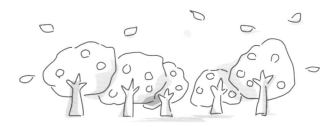

> column **自分の管理：ご褒美をつくる**

　仕事で忙しいと，切れ目がなくその忙しさが続き，しかも，やってもやっても終わらない感じがしてきます。そうなると，次第に疲労が蓄積し，知らず知らずのうちに，柔軟性や対応力が低下し，結果的に仕事の効率が悪くなったりします。そこで提案したいのが，自分でご褒美をつくることです。

　子どもの頃は，この宿題を終えたらおやつを食べるとか，テストで100点を取ったら遊園地に連れて行ってもらえる，といったご褒美がありました。学生時代も，この試験が終わったら映画を観に行くとか，実習が終わったらみんなで打ち上げ，などというご褒美があったのではないでしょうか？

　ところが，仕事の年数が長くなり，年齢が重なると，いつの間にかご褒美の仕組みがあったことを忘れてしまいます。しかし，ご褒美はいくつになっても嬉しいものです。大人になると周囲の人がくれるご褒美はなかなかないので，これを自分でつくれば仕事のメリハリができます。

　勤務表の作成が終わった休日に，買い物。
　研修の報告書を提出したら，季節限定のあのスイーツを食べる。
　委員会企画の研修会開催を無事終えたら，マッサージに行く。

　このように，仕事とその後のリフレッシュを組み合わせると，気分転換ができ，それはその後の仕事の集中力にもつながるでしょう。

11 物事の決断は戦わずして勝つ

(1) 看護管理者は戦うのがお好き？

　看護管理者は，結構，戦いが好きなのではないでしょうか？　医師と戦い，事務と戦い，上司と戦い，部下と戦い…。売られた喧嘩は簡単に買うし，そうしてまた自分も喧嘩を売ります。みなさんの職場ではいかがでしょうか？

　たしかに，病棟ごとに評価や実績が示され，それが自分の評価につながるとすれば，他の病棟と戦わざるを得ないかもしれません。また病院は病院で，競合する他の病院との戦いがあるかもしれません。

　認定看護師の人数，看護研究の発表数など，たしかに，病院ごとの看護を比較できる数値もありますし，クリニカルラダーやインターシップ制度など，他の病院が導入したら，自分も負けてはいられないと思ってしまう事柄もあるようです。こうした動きを見ていると，看護管理者は戦いをやめるといいのになあ，と思ってしまいます。

(2) 戦わず，体力を温存するエコ作戦

- 戦いは，挑まれたら受けて立ちたくなるものです。だから，なかなか終わりにはなりません。喧嘩を売って，買って，売って，買っての繰り返しになってしまいます。そして，その戦いによって疲労は増え，周囲に壊れるものが散乱していきます。だから，いっそのこと，戦わないことにしてはいかがでしょうか？
- 戦わないということはどのようなことだと思いますか？　戦わなかったら，得られるものが少なくなったり，失うものが増えたりはしないのだろうかという疑問が生じるでしょうか？　この疑問に，筆者は迷わず「大丈夫」と答えます。むしろ，戦わないほうが失うものが少なく，得られるものが多いと考えています。
- 筆者の愛読書では，戦わないで成果をあげた例が紹介されています。そこでは，コーヒーを例にあげています。コーヒーを価格の高低と，テイクアウトか滞在かという2軸で考えました。すると，安くてテイクアウトは缶コーヒー，安くて滞在はセルフサービスの店，高くて滞在はホテルのラウ

ンジやカフェ，そして，10年くらい前になかったものが，高くてテイクアウトというコーヒーでした。そしてそこにはまったのが，スターバックスやタリーズのようなカフェだったのです。その条件には戦う相手がいなかったので，あっという間に日本中に広がったのだそうです。

- このように戦う相手がいなければ，いわば1人勝ち。筆者の病院では，「子どもの病気で仕事を休め」「ラダーをがんばらない」など，他の病院とは異なる選択をしています。他の病院としては，これに戦いを挑んで「もっと休め」「もっとがんばるな」とはなかなかいえないですものね（笑）。おかげで，子育て中の看護師がたくさん集まります。その結果，みんな一緒にがんばります。世の中の病院が「中堅看護師がいない」と嘆くなか，一番多い世代が30代半ばと中堅がたくさんいる病院です。戦わなければ疲れないし，だからがんばる力が湧いてくる。これ，エコだと思います。

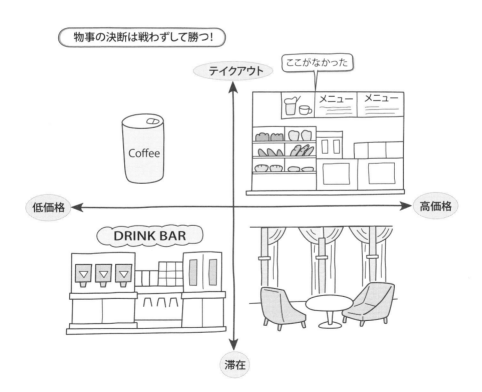

12 無駄なことは1つもない

(1) 面倒，意味なし，わけがわからないと思うこと

　仕事をしていると，何でこんな面倒なことを私がやらなきゃならないのかと思ったり，この仕事に意味が感じられないと思ったり，そもそもわけがわからない無駄なことに感じたりすることに，ときどき遭遇します。

　そんなときは意欲も低下しますし，当然疲労も大きくなります。これが蓄積していくことによって，出勤することが嫌になったり，看護そのものに対するやりがいを見失っていったりすることもあるでしょう。

　しかし，そうしたうまくいかない体験は，自分を成長させてくれる大切なものです。普段は食べないけれど，とっても美味しくて栄養タップリの高級和牛（常陸牛，松坂牛，米沢牛，宮崎牛など各地にありますが）のように考えてみてはいかがでしょうか？

(2) 無駄なように感じる意味ある仕事

- 面白くない，意義を感じられない仕事をするとき，それでもやり遂げようとすれば，嫌な仕事をやり抜く忍耐力や持続力が鍛えられます。それをやることで，自分がそのタイプの仕事が不得手なことにも気づき，逆にそれをやってくれる人への感謝の気持ちが育つのではないでしょうか？　また，自分がやりたくないと思って渋々やっていたのに，周囲が予想以上に喜んでくれることもあるものです。
- このように何かをするとき，まったく意味がなく無駄ばかりということはほとんどありません。必ず，何かが，学べるのです。同じく，何もできない人だと誰かのことを考えてしまう人は，もう一度その相手をよく観察し，振り返ってみてください。必ず何かできることがあります。仕事の処理が遅い人は，高齢者にゆったりと接することができるのではないでしょうか？　コミュニケーションが苦手な人は，調査結果のデータ入力を任せるととても優れていることがあります。
- 仕事も，物事も，人も，無駄なことは1つもありません。今，気が乗らない仕事をしているときでも，その仕事はきっと自分を成長させてくれます。

無駄と思えることが続く期間も,職場や人によって違います。でも,きっと,いつか,それが自分を成長させてくれたんだと気づくときが来るはずです。

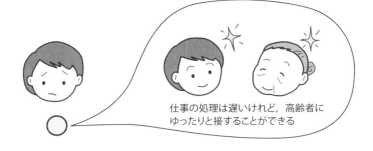

無駄なことは1つもない！

仕事の処理は遅いけれど,高齢者にゆったりと接することができる

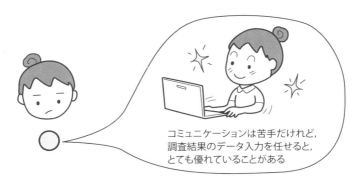

コミュニケーションは苦手だけれど,調査結果のデータ入力を任せると,とても優れていることがある

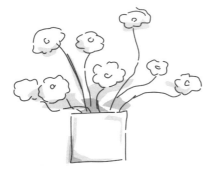

おまけ♡ ==

　次のページにある文章は，筆者が病院で使っているものです。
何年か前から，師長に昇格する人のオリエンテーションに使っています。
これを渡し，読み上げて，筆者の気持ちを伝えます。

　この本をつくるとき，これをおまけとして入れたいと思っていました。
この本を買ってくださった方に，もれなく付いています。
昔，買った赤い箱のキャラメルにおまけが付いていました。
おまけは，サプライズなプレゼントです。
みなさんにとっても，そんなものになりますように…。

新しく師長になったひとへ

看護局長　角田直枝

● 師長となったひとへ

　師長はやりがいが明確な職位だと私は考えます。それは次の理由からです。
1. 限定した範囲（患者数，看護局職員数，面積，連携をとるチームメンバーなど）がある。
2. 患者・家族に直接的に接することができる。

　この2つの条件から，患者や家族への看護も，看護局職員も，連携をとる人々にも変化を生むことができ，結果的に成果を出しやすいからです。

　しかし，それには様々な力が求められ，困難や混乱も当然伴います。ですから，私は新しく師長になったひとに失敗や過ちをしないことを求めていません。むしろ，どんどん失敗し困って下さい。成人教育のなかで重要なことは，「日々の仕事のなかで遭遇した失敗をいかに次の成功に活かすか」です。おそらくそれらの失敗や戸惑いは，先輩の師長や副総看護師長や私もきっと通った道です。他者の力を借りながら解決していくことを，自己の成長ととらえていただけるとよいと考えます。

　新しく師長になったひとが，師長という職位で新たな課題に取り組み，それにより今まで以上に，よい看護師，よき先輩になっていかれることを，こころから期待しています。

● 師長に期待すること

　師長のみなさんに私が期待していることをいくつか述べます。
1. 師長は，その病棟でもっとも優秀な看護師であろうとして下さい。

　日々の看護実践には加わらなくても，困難な場面や部下では対処できない場面などは，優秀な看護師として実践をやって下さい。それが「やってみせる」臨床教育です。また，カンファレンスでは看護師として部下と一緒に看

護過程の展開に加わって下さい。看護診断立案，計画と実践，看護の評価など，師長はそこにいるからタイムリーに看護を向上させられるのです。看護の実践力を決して衰えさせないで下さい。

2. 師長は，患者さんや家族が，安心で安全な療養ができるよう考えて下さい。

　このためには，多くの人と関わります。患者・家族，看護補助者や病棟クラークなどの看護局職員，医師・薬剤師など専門職，医事課・施設課など事務系職員，ケアマネジャー・介護施設など院外のチームメンバーというように，これまで以上に幅広くなります。その多彩な関係のなかで起きることは，対立や不一致です。ここの調整は師長の力を表します。調整には，分析力，自己統制力，コミュニケーション力が必要です。これらを自ら向上できるよう努力して下さい。

3. 師長は，看護師がよい看護師に成長できるように関わって下さい。

　病棟の問題を解決するには，部下となる看護局職員一人ひとりの資質の向上が必要です。部下の教育は上司の責任です。そこで，一人ひとりの良いところを探し，認め，成長を助けて下さい。とかく私たちは部下の欠点に先に目がいってしまいます。しかし，部下から見た上司も同様です。このあら探しの関係では問題解決に向かうはずがありません。師長の方から「よいとこ探し」の関係を作り，互いに協力し，互いの成長を喜ぶ風土を創って下さい。そのために必要な力は多様性を認める力です。部下は師長のために存在するのではなく，師長が部下のために存在するのだと考え，一人ひとりの部下を認めて育てて下さい。

　たくさんのお願いをしましたが，私もまだまだ成長の途中です。みなさんから問題を投げかけられることが私の成長につながります。どうぞこれからも遠慮無く相談して下さい。

参考文献

　下記は本書執筆にあたっての参考文献であり，看護管理に役立つものとして，読むことをお勧めする本です。

- 上泉和子他：系統看護学講座　統合分野　看護の統合と実践1　看護管理，第9版，医学書院，2013．
  →看護管理の基本的な知識がコンパクトにまとまっている。学生の教科書とあなどるなかれ。

- 山村豊他：系統看護学講座　基礎分野　心理学，第6版，医学書院，2017．
  →スタッフ・上司の気持ちを考えるのに役立つ基礎知識がまとめられている。学生の教科書だから，読みやすい，わかりやすい。

- ナーシングビジネス編集室編：看護部長に学ぶ！看護マネジメント「判断力」養成塾，ナーシングビジネス，2014年夏季増刊．
  →後半の「判断力」向上のための学びなおしの心理学がおもしろい。前半の看護部長たちの取り組みもよいが，後半が勉強になる。

- 浜口隆則：戦わない経営，かんき出版，2007．
  →看護部長は社長ではないが，社長は幸せの専門家というフレーズが筆者のお気に入り。看護部長は部下の幸せを考える仕事。何といっても，イラストに癒される。

- 山田昭男：日本一社員がしあわせな会社のヘンな"きまり"，ぱる出版，2011．
  →この社長さんの発想のユニークさに思わず笑ってしまう。この方も社員が幸せな会社は儲かるとおっしゃっている。

- 松下幸之助述，松下政経塾編：リーダーになる人に知っておいてほしいこと，PHP研究所，2009．
  →すべてのものが尊くみえる，必要のない仕事などどこにもない。時々読み返しては，迷ってもいいさ，あいまいもあるさ，と励まされる。

index

あ

挨拶 …… 15, 27, 60, 77, 83
アメとムチの理論 …… 72
安全の欲求 …………… 63
怒り …………………… 42
生きがい ……………… 70
イノベーション ……… 88
依頼 ……………… 18, 25
衛生要因 ……………… 70

か

改善計画 …………… 102
可視化 ………… 35, 105
関連図 ……… 102, 135
危機理論 ……………… 80
期待 …………………… 30
気分転換 …………… 137
キャパ ……………… 118
キャリア …………… 126
キャリアサイクル …… 94
休養 …………………… 58
業務改善 ………… 32, 88
拒否 …………………… 16
緊急度 ………………… 90
苦情 …………………… 48
結果予期 ……………… 98
決定プロセス ………… 35
攻撃 …………………… 42
交渉 ………… 22, 43, 120
公平 ………………… 128
効力予期 ……………… 98

コーピング理論 ……… 84
孤独感 ………………… 22
言葉使い ……………… 49
孤立感 ………………… 22
混乱 …………………… 52

さ

作業能率 ……………… 67
時間管理 …………… 109
自己効力感 …………… 98
自己実現の欲求 ……… 63
自信のなさ …………… 34
自尊の欲求 …………… 63
失望 …………………… 18
指導力 ………………… 46
シナリオプランニング®法
 …………………… 102
シャイン ……………… 94
社会の欲求 …………… 63
重要度 ………………… 90
主任 ……………… 32, 36
受容 …………………… 81
準備状況 ……………… 78
状況対応リーダーシップ®・
 モデル ……………… 78
消去法 ……………… 126
衝撃 …………………… 80
上司 …………………… 40
上司とのやりとり …… 41
情動中心型コーピング
 ……………………… 85
承認 ……………… 31, 81

初対面の挨拶 ………… 15
新人 …………………… 29
新卒看護師 …………… 64
信頼 ………… 14, 17, 22
ストレス ………… 42, 84
ストレスマネジメント
 …………………… 136
成果 …………………… 66
成人学習理論 ………… 68
生理的欲求 …………… 63
接遇 …………………… 48
選択肢
 …… 33, 35, 38, 104, 130
相談 …………………… 59

た

退職 ……………… 11, 16
態度 …………………… 49
タイムキーパー …… 133
頼み事 …… 16, 20, 24, 27
短期目標 …………… 120
短所 …………………… 31
チェックリスト …… 115
力不足 ………………… 46
中間管理者 …………… 90
中堅 ……………… 12, 24
長期目標 …………… 120
長所 …………………… 31
適応 …………………… 81
適応機制 ……………… 42
展開予想 …………… 134
動機づけ …… 63, 68, 98

動機づけ要因 ………… 70

な

2要因論 …………… 70
認定看護師教育課程
　………………………… 119
ノウルズ ……………… 68

は

ハーズバーグ ………… 70
配置転換 …………… 81
話し合い …………… 36
バンデューラ ………… 98
反面教師 …………… 51
比較表 ……………… 104
否認 …………… 30, 42
ヒヤリハット ………… 45
評価 ………………… 50
平等 ………………… 128
不安 ………… 22, 34, 50
フィンク …………… 80
負担感 ……… 13, 18, 46
部長 ………………… 40
不満 …………… 28, 42
振り返り …………… 26
プレゼン
　…… 43, 87, 93, 97, 101,
　109

ベテラン …………… 28
変革理論 …………… 88
防御的退行 ………… 81
報告 ………………… 43
報告書 ……………… 77
褒美 ………………… 137
ホーソン効果 ……… 66
ポジショニングマップ
　………………………… 106
保留 ………………… 38

ま

マクレガー ………… 72
マスロー …………… 63
迷い …………… 34, 38
満足感 ……………… 70
名刺入れ …………… 83
メール ………… 60, 77
申し送り …………… 93
目標管理 …………… 122
問題中心型コーピング
　………………………… 85

や

夜勤 …………… 13, 29
やりがい …………… 70
やる気 ……………… 56
やることリスト ……… 115

優先順位 …………… 90
抑圧 ………………… 42
欲求階層モデル ……… 63

ら

ラザルス …………… 85
リーダーシップ・グリッド
　………………………… 75
レヴィン …………… 88
レディネス ………… 78

abc

Bandura A …………… 98
Fink SL ……………… 80
Herzberg F ………… 70
Knowles MS ………… 68
Lazarus RS ………… 85
Lewin KZ …………… 88
Maslow AH ………… 63
McGregor DM ……… 72
SBAR ………………… 93
Schein EH ………… 94
SL 理論® …………… 78
XY 理論 …………… 72
X 仮説 ……………… 72
Y 仮説 ……………… 72

おわりに

　本書を書くにあたり，私はさまざまな場面を振り返りました。それらの場面をくれたのは，上司であったり，部下であったり，同僚であったり。それから，私の講義を聞いてくださった方や，仕事で出会った薬剤や看護用品，あるいは出版関係などの会社の社長さんや部長さんたちもいらっしゃいました。みなさんとのやりとりから，管理の重要さと毎日の積み重ねの大切さを教えていただきました。心から感謝申し上げます。

　それから，私の看護管理に対する思いを本という形にするまでには，中央法規出版株式会社の方々にも，たくさんのご支援をいただきました。最初に企画の相談を聞いてくださった中村強さん，私がぜんぜん書き出さないのにずっと励ましてくれた小宮章さん，最後に本に仕上げてくださり，しかもものすごい勢いで進めてくださった塚田太郎さん。担当してくださった3人の方々に深く感謝いたします。また，まるでその場を見ていたかのような臨場感あるイラストを描いてくださったこまきようこさんにも，御礼を申し上げます。拙い私の文章を，何倍もわかりやすくしてくださいました。

　さて，私はこれからも，この看護管理のおもしろさややりがいを伝えていくと思います。私は，私がとても長生き（？）をしたあと人生を終えるとして，そのとき，そばに優しい看護師さんにいてほしいと思います。そのとき私のそばにいてくれる看護師さんは，今はたぶん，まだ生まれてもいない人だと想像します。だから，今やるべきことは，目の前にいる看護師長さんを育て，その人によい看護師さんをたくさんに育ててもらわなければなりません。その看護師さんがいずれよい師長さんになるくらい…。

　忙しい師長さんたちがやさしく読める本。読んだ師長さんが元気になれる本。何人もの人にその元気が伝わっていくような本。今の私ができる精一杯の気持ちを込めて，この本をつくりました。この本を手に取る方が，看護を大切に思い，人を大切にする看護の管理をしてくださることを心から願いまして，結びのことばといたします。

2017年9月

角田直枝

私が本書に書いた管理をした結果，こんなことが起きました。

みんな，生活も安定し，お仕事をがんばってくれて，お勉強にまで取り組んでくれています。

よくがんばってくれる部下に恵まれて，私は日本一幸せな看護局長です。

スタッフの意欲が向上（お勉強編）
- 平成22年度から27年度で，認定看護師は5人から25人に，ほぼ毎年3人増加。
- 平成22年度から27年度で，専門看護師は1人から3人に。
- 大学院進学は，26年度以降毎年1人ずつ。
- 特定行為研修は，平成27年度以降，毎年受講。すでに6人が研修修了。

スタッフががんばる（お仕事編）
- 看護必要度は，平成28年度以降，ほぼ30％以上。33％以上のときも。
- 平均在院日数約12日，稼働率運用病床対90％で，在宅復帰率94％以上。
- 重症な患者さんを短期間にご自宅に戻すことをみんなでがんばっています。
- さらにですが，結構大変な業務なのに，離職率4％前後。

スタッフは仲良し（ご家庭編）
- 平成29年度は，出産が30人を超えて，少子化なんのその。
- 子どもの数も，3人目，4人目がたくさん。
- 看護師の結婚も続々。
- 当院の看護師同士の夫婦が9組，親子2組，姉妹3組，嫁姑も1組。

著者紹介

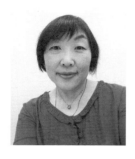

角田直枝（かくた・なおえ）
茨城県立中央病院・茨城県地域がんセンター看護局長
がん看護専門看護師

1987年筑波大学医療技術短期大学部看護学科卒業後，同年，筑波メディカルセンター病院に入職し病棟勤務。その後，筑波メディカルセンター訪問看護ステーションいしげ管理者を務め，2002年筑波メディカルセンター病院副看護部長に就任。2005年より日本訪問看護振興財団にて認定看護師教育課程訪問看護学科主任教員，2007年には同財団事業部長を務め，2010年茨城県立中央病院・茨城県地域がんセンター看護局長に着任，現在に至る。

主な著書に，『よくわかる在宅看護　改訂第2版』（編集，学研メディカル秀潤社，2016年），『訪問看護師は"所長"で育つ』（単著，日本看護協会出版会，2016年），『"訪問看護"で変わる希望の在宅介護』（単著，小学館，2014年），『癒しのエンゼルケア』（編集，中央法規出版，2010年）など。

イラストでわかる　元気になる看護管理
―誰でもできる　みんなが変わる

2017年10月25日　初版発行
2019年10月15日　初版第3刷発行

著　者	角田直枝
発行者	荘村明彦
発行所	中央法規出版株式会社
	〒110-0016　東京都台東区台東3-29-1　中央法規ビル
	営　　業　TEL 03-3834-5817　FAX 03-3837-8037
	書店窓口　TEL 03-3834-5815　FAX 03-3837-8035
	編　　集　TEL 03-3834-5812　FAX 03-3837-8032
	https://www.chuohoki.co.jp/

印刷・製本	株式会社ルナテック
本文デザイン・装幀	株式会社ジャパンマテリアル
イラスト	イオジン（こまきようこ）

ISBN978-4-8058-5587-4
定価はカバーに表示してあります
落丁本・乱丁本はお取り替えいたします

本書のコピー，スキャン，デジタル化等の無断複製は，著作権法上での例外を除き禁じられています。また，本書を代行業者等の第三者に依頼してコピー，スキャン，デジタル化することは，たとえ個人や家庭内での利用であっても著作権法違反です。